Mirjam Tanner

Dem Leben einen Dreh geben

Selbstmitgefühl bei psychischen Erkrankungen

Mirjam Tanner

Dem Leben einen Dreh geben

Selbstmitgefühl bei psychischen Erkrankungen

BALANCE ratgeber

Mirjam Tanner
Dem Leben einen Dreh geben
Selbstmitgefühl bei psychischen Erkrankungen

1. Auflage 2021
ISBN: 978-3-86739-200-6
ISBN E-Book (PDF): 978-3-86739-220-4
ISBN E-Book (EPUB): 978-3-86739-222-8

Bibliografische Information der Deutschen Nationalbibliothek
Die Deutsche Nationalbibliothek verzeichnet diese Publikation in der Deutschen Nationalbibliografie; detaillierte bibliografische Daten sind im Internet über http://dnb.d-nb.de abrufbar

Der BALANCE buch + medien verlag ist ein Imprint der Psychiatrie Verlag GmbH, Köln.

Lektorat: Karin Koch, Köln
Umschlagkonzeption und Umschlaggestaltung: GRAFIKSCHMITZ, Köln, unter Verwendung eines Fotos von time. / photocase.de
Illustrationen: Claus Ast, Nierstein
Typografiekonzeption, Grafiken und Satz: Iga Bielejec, Nierstein
Druck und Bindung: Medienhaus Plump, Rheinbreitbach

Autorin und Verlag danken folgenden Verlagen und Medienhäusern für Abdruckgenehmigungen:

O.W. Barth in der Verlagsgruppe Droemer Knaur GmbH & Co. KG, München für die Zeile von Jack Kornfield, S. 25;
Cappelen Damm Forlag, Oslo, für die Zeile von Arnhild Lauveng, S. 118; für die deutsche Übersetzung btb Verlag in der Verlagsgruppe Random House GmbH, München;
Theseus Verlag in der Kamphausen Media GmbH, Bielefeld, für die Übersetzung des Gedichts von Hafiz auf S. 186.

Übungen in diesem Buch

Die Übungen findest du zusätzlich auf
https://balance-verlag.de/product/dem-leben-einen-dreh-geben/

Vorwort von Andres »Stress« Andrekson

Mitgefühl – es hat mich Jahre gekostet, um dieses Konzept in meinem Leben willkommen heißen zu können. Und um ganz ehrlich zu sein: Ich kämpfe damit heute noch. Doch nach Jahren der Therapie brauchte ich Mitgefühl dringend. Nicht unbedingt für meine Interaktionen mit der Welt, aber für mich selbst. In der Arbeit mit meiner Therapeutin realisierte ich, dass in mir ganz verschiedene Versionen von mir leben, die die meiste Zeit untereinander einen Krieg führen. Warst du jemals schon in einer Situation, in der du dich vor dir selbst gefürchtet hast? Hier bin ich wieder am Ausrasten. Unfähig, die genauen Gründe dafür auszumachen. So machte ich mich daran verstehen zu wollen, woher diese Ängste kommen.

Mit einem Schritt Abstand die verschiedenen Versionen meiner selbst betrachtend, die sich zu verschiedenen Zeiten in meinem Leben herausgebildet hatten, bin ich auf einen Siebenjährigen gestoßen, einen »kleinen Psycho«. Und auf mein Leben zurückblickend ist klar, wie konnte er nicht da sein! Kein Siebenjähriger schafft es, physischen und emotionellen Missbrauch zu bewältigen, ohne sich selbst in ein Biest zu verwandeln. Seine Reaktionen, Gedankengänge und sogar Wünsche ließen mich vor Schreck in die Hose scheißen.

Es ist hart, diesen Impulsen heute nicht zu erliegen, sie sind schließlich Teil meines Lebens geworden – ein Teil dessen, was mich definiert. Und trotzdem: Wie schaffe ich es, ein gesundes Leben mit gesunden Beziehungen aufzubauen, wenn genau diese Erinnerungen des Siebenjährigen mich konstant triggern?

Eines Nachts habe ich mich in meinen Garten gesetzt und etwas ausprobiert. Ich begann, zu meinem »Baby-boy«, wie ich ihn nenne, zu sprechen. Ich realisierte, dass diese Ängste, dieser Ärger und diese

Einsamkeit, die ich empfand, auch seine sind. Genau sie sind es, die das Biest in mir zum Vorschein bringen. Mein erwachsenes Selbst versuchte dauernd, denn Kleinen unter Kontrolle zu bringen und zu unterdrücken, weil er sich einfach nicht so benahm, wie man sich in Gesellschaft zu benehmen hat. Das Ergebnis unseres Gesprächs war überraschend, die Erleichterung noch viel größer. Meinen Siebenjährigen mental zu umarmen erscheint vielleicht verrückt, es war jedoch der Anfang von »etwas«.

Seinen Schmerz, seine Gedanken und seine Reaktionen anzuerkennen war ein erster Schritt. Bald realisierte ich jedoch noch etwas viel Wichtigeres. Ich bin dem resilienten Bastard so dankbar dafür, wer er ist. Er hat uns gerettet. Er hat mich gerettet. Er ist genau das geworden, was ich zu dieser Zeit brauchte, um zu überleben. Baby-boy hat uns eine Zukunft gegeben. Wie konnte ich ihn nur beschuldigen? Er hat sich das alles nicht ausgesucht.

Inzwischen treffen wir uns regelmäßig an unserem »sicheren Ort«. Wir sitzen auf meinem Chesterfield-Sofa, trinken Tee und betrachten das Feuer im Kamin. Wir sprechen nicht besonders viel, aber wir sind zusammen. Und das fühlt sich gut an.

Ich denke, das Verständnis für Mitgefühl beginnt bei uns selbst. Ich musste zunächst lernen, jeden einzelnen Teil von mir anzuerkennen, egal wie hässlich dieser war, um zu realisieren, dass das, was meinem »erwachsenen Selbst« als ein so unakzeptables Verhalten erschien, das einzige war, das mich am Leben gehalten hatte.

Bevor du also schlafen gehst, vergiss nicht, deinen Dämonen eine Umarmung zu geben. Sie brauchen es am allermeisten.

Sincèrement

PS: Er sagt Hi! Habt Freude mit dem Buch.

Deine Begleiter

Sandra

Liebe Leute,

gestern hatte ich meinen 27. Geburtstag. Gefeiert habe ich ihn zusammen mit »Oski«. Nein, das ist nicht mein Partner oder so, Männer halte ich lieber auf Abstand. Oskar ist mein Hund. Er gehörte einst meiner Mutter. Seit drei Jahren arbeitet Mama wieder so viel, dass Oskar besser bei mir aufgehoben ist. Im Gegensatz zu ihr kann ich Oskar zur Arbeit mitnehmen. Noch vor fünf Jahren, als ich in der Stiftung »Wild und Grüner« im Rahmen Unterstützter Beschäftigung begann, zwei Vormittage zu arbeiten, hätte ich es mir nicht vorzustellen gewagt, einmal hier fest angestellt zu sein. Seit zwei Jahren arbeite ich nun 24 Stunden in der Woche in der Biogärtnerei und es geht mir immer besser. Obwohl die Gartenarbeit gar nichts mit meinem ursprünglichen Traumberuf zu tun hat – ich wollte Kinderanwältin werden –, bin ich ein wenig stolz auf mich und meine neu gewonnene Stabilität. Tiere und Pflanzen waren schon immer meine Freunde, sie haben mich nie enttäuscht oder bedroht, sondern mir meistens zugehört und mich verstanden. In der Natur draußen, auf einem Spaziergang mit dem Heimhund Butz konnte ich schon als Kind wenigstens für eine Weile meine Einsamkeit vergessen. Ach, wie haben wir Heimkinder uns damals darum gerissen, mit Butz Gassi gehen zu dürfen!

Oskar erinnert mich an Butz, wir verstehen uns super. Später wirst du allerdings auch davon lesen, wie die Traumata meiner Kindheit selbst die Beziehung zu ihm verdüstern konnten.

Beziehungen zu Menschen waren für mich die ersten 22 Lebensjahre eigentlich immer ein einziger Kampf. Mein Misstrauen und meine

Ängste waren tief. Ich war eigentlich immer auf Abwehr gebürstet. So ruinierte ich nicht nur bloß meine Freundschaften und die Beziehung zu meiner Mutter, sondern stieß auch die nettesten und kompetentesten Ärztinnen, Psychiatriepflegenden und Psychotherapeuten immer wieder zurück. Dass ich heute noch lebe, verdanke ich zu einem großen Teil ihnen. Heute bin ich ihnen dafür dankbar – das war aber nicht immer so! Ich war so erfüllt von Aggression, Wut, bitterer Enttäuschung und Schmerz, dass ich mich weder mit anderen noch mit mir selbst wohlfühlte. In meinen schlimmsten Zeiten wechselte mein Geist zwischen drei Zuständen hin und her. Noch heute, finde ich, beschreibt diese Zeichnung mehr als Worte, was ich innerlich erlebt habe.

ABBILDUNG 1 Sandras wechselhafte Gefühle

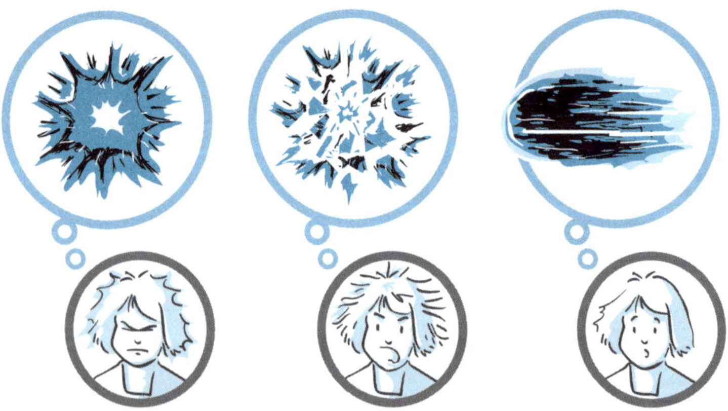

Einsamkeit trieb mich in den Wahnsinn, brachte mich viele Male in die Klinik und beinahe um. Insgesamt erhielt ich während meiner Kindheit und Jugend folgende psychiatrische Diagnosen in unterschiedlichen Kombinationen: Emotionell instabile Persönlichkeitsstörung vom Borderline-Typ, Bipolare Störung, ADHS, Komplexe PTBS, Bulimia nervosa, Missbräuchlicher Konsum von Substanzen (Nikotin, Alkohol, Cannabis, Benzodiazepinen) und Verdacht auf paranoide Schizophrenie. Ich war insgesamt 23-mal psychiatrisch hospitalisiert in vier verschiedenen Kliniken. Hier wurden mir jeweils Unmengen von Medikamenten in unterschiedlichsten Kombinationen verabreicht: Antiepileptika (in der Kindheit), Neuroleptika (Aripiprazol, Haldol, Seroquel, Nozinan), Antidepressiva (Fluctine, Cipralex, Efexor, Remeron), Tranquilizer, Benzodiazepine (Temesta, Valium, Lexotanil, Dormicum), aber auch Stimulantien (Ritalin, Focalin). Heute weiß ich nicht mehr, wie ich damit noch habe aufrecht gehen können.

So weit mal die Beschreibung der Version meines Elends. Du wirst bald noch mehr darüber erfahren, wie ich aufgewachsen bin und was mich alles umgehauen und krank gemacht hatte. Ich denke, du liest dieses Buch aber schlussendlich nicht, um einmal mehr zu erfahren, wie übel das Elend riecht. Du möchtest lieber wissen, wie ich sie hinter mir lassen konnte, nicht wahr?

Du wirst im Buch tatsächlich viele Dinge kennenlernen, die es mir ermöglicht haben, meinem Leben einen Dreh zum Besseren zu geben. Heute kommt mir mein Leben nicht mehr sinnlos vor.

Am wichtigsten war, Frieden mit mir selbst zu schließen, zu wissen, dass ich das alles alleine nicht schaffen konnte, dass ich gute Gründe hatte, verrückt zu sein. Medikamente haben mir immer nur vordergründig geholfen, nicht nachhaltig. Heute nehme ich kein Medikament mehr regelmäßig ein, habe nur noch Seroquel in der Reserve, weil es mir einfach Sicherheit gibt.

Ich begrüße es sehr, dass diese Informationen zu einem freundlichen Umgang mit sich selbst jetzt in diesem Buch zusammengetragen werden. Sie hätten mir bestimmt sehr geholfen und viel Zeit erspart, hätten sie mir schon früher in dieser Form zur Verfügung gestanden. Deshalb habe ich mich auch entschlossen, hier mitzumachen, mich dir zu öffnen und dir aus meinem Leben und meiner Therapie zu berichten, damit du sehen kannst, wie es selbst einem als hoffnungslos bezeichneten Fall gelungen ist, aufzustehen und dem Leben einen Dreh zu geben – ich kann es nicht besser sagen. Ich wünsche jedem direkt von einer psychischen Belastung oder Erkrankung Betroffenen und allen, die mit ihnen zu tun haben – Familienangehörigen, Freunden, professionellen Begleitern –, dass dieses kleine Büchlein zu mehr Verständnis, Sicherheit und Empathie und damit zu einem zufriedeneren Leben führen wird!

Eins musst du jedoch wissen: Rechne besser nicht damit, dass das Ganze ein Spaziergang wird. Ich fand den Weg hin zu einem freundlichen Umgang mit mir selbst zunächst eine totale Zumutung. Wie bescheuert klang denn z.B. das: Ich solle den Körper und die Atmung weich werden lassen und dürfe – selbst wenn es gerade schwierig ist – mit mir selbst wohlwollend umgehen und zu mir stehen??? Hey, das Leben ist zu hart, um weich zu werden! Will die, dass ich noch ganz untergehe und das Einzige, was mir geblieben ist und mich zusammenhält, meinen Hass auf mich selbst, aufgebe? Vergiss es! Wie viel einfacher war es da, mich auf die Schnelle zu regulieren, indem ich mir die Beine ritzte, mich Fress- und Kotzattacken hingab oder mich mit Medikamenten zudröhnte!

Bis ich die hartnäckigen inneren Barrieren überwinden konnte, brauchte ich mehr Geduld und Ermutigung, als ich selbst hatte. Deshalb brauchte ich Vertrauenspersonen, meine Mutter und ein paar mitfühlende Profis. Nur langsam begriff ich, dass ich durch die Übungen nichts zu verlieren hatte. Irgendwann begannen die zunächst recht antiintuitiv wirkenden Betrachtungsweisen Sinn zu machen. Ich spürte, dass ich für das Einzige, das ich hatte – mein Leben –, Sorge tragen will. Meinen Vertrauenspersonen gegenüber musste ich mich für keinen einzigen Rückfall in alte Verhaltensmuster rechtfertigen. Das war sehr wichtig. So konnte ich beginnen, mich selbst zu betrachten, ohne mich schämen zu müssen. Glaubt es mir, diese neuen Perspektiven enthalten so viel Balsam und Schönes!

Alex

Hallo,

bis meine Frau vor fünf Jahren gestorben ist, bin ich davon ausgegangen, dass mein Leben ein völlig gewöhnliches Leben ist. Nie habe ich mich eingehender damit beschäftigt, wie es mir geht. Solange mein Chef bei der Arbeit lächelte, es zu Hause etwas Feines zum Abendessen gab, mein Computer auf dem neuesten Stand war und das Budget stimmte, um die nächsten Ferien zu planen, war die Welt für mich in Ordnung. Und wenn es einmal nicht so war, dann war es eben so, wie es war. Es wäre mir nie in den Sinn gekommen, dass es mir auch anders oder gar besser gehen könnte, dass ich z.B. über mehr Energie und Zufriedenheit verfügen könnte. Gut, meine Frau hatte schon verschiedene Male versucht, mich in Gespräche über Gefühle zu verwickeln. Ich habe nie richtig verstanden, was sie dabei gerne gehört hätte. Ich erinnere mich, dass sie dabei manchmal sehr verzweifelt ausgesehen hatte. Wiederholt hatte sie beklagt, dass ich nicht in der gleichen Welt leben wurde wie sie. Inzwischen habe ich ein wenig gelernt, über meine Gefühle zu sprechen, und ich habe verstanden, dass ich durch meine Computersucht vor diesen geflüchtet bin. Ich habe wirklich in einer anderen, in einer virtuellen Welt gelebt.

Seit meine Frau gestorben ist, hat sich mein Leben sehr verändert. Viel von dem, was früher für mich wichtig war, ist es heute nicht mehr und umgekehrt. Ich habe Zugang zu meinen inneren Werten bekommen, die mir früher nicht viel sagten. Seit ich mir klarmache, was wirklich zählt für mich in meinem Leben, habe ich zwölf Kilogramm überflüssiges Körpergewicht abgenommen und gefühlte zwölf Tonnen seelisches Gewicht verloren. Ich fresse nicht mehr alles in mich hinein. Kannst du dir vorstellen, wie sehr es mir leidtut, dass meine Frau diese neuen Seiten von mir nie kennenlernen konnte?

Der Tod meiner Frau hatte mich derart aus der Bahn geworfen, dass ich plötzlich nichts mehr wusste und nichts mehr konnte. Ich war 53 Jahre alt und ratlos, wie ich mich bei welcher Gelegenheit ankleiden musste, wie viel man pro Tag wann isst und trinkt, wie ich zur Arbeit komme und wie viel Schlaf ich brauche. Am schlimmsten war, dass ich nichts mehr mit meinem Computer anzufangen wusste. Du kannst dir sicher ausmalen, was das für Konsequenzen für einen Informatiker hatte. Ich konnte mich nicht mehr als fünf Minuten auf etwas konzentrieren und an etwas dranbleiben. Auch in der Nacht ließ mich die innere Unruhe kaum noch schlafen. Meine Not wurde immer größer und dennoch fehlten mir Worte, um sagen zu können, was mich beschäftigte. Irgendwann hörte mein Chef auf zu lächeln und wurde ernst. Er vermittelte mir einen Therapeuten, dem er vertraute. Und er half mir sogar, den Kontakt zu ihm herzustellen. Alleine wäre ich wohl nie auf die Idee gekommen, mir Hilfe zu holen.

In der Therapie habe ich die Hintergründe meines Zusammenbruchs kennengelernt. Es war von enormer Wichtigkeit für mich, Verständnis für mich selbst zu entwickeln. Es half mir, hinsehen zu können, was ich jetzt brauchte. Ich verstand, dass ich mich um mich und meine seelischen Wunden kümmern musste, um wieder gesund zu werden. Durch die Therapie wurde mir klar, dass ich sonst über den Tod meiner Frau nicht hinwegkommen würde.

Das Verrückteste war die Erkenntnis, dass der späte Zusammenbruch in meinem Leben seine Wurzeln bereits in meiner Kindheit hatte. Ich konnte diese Wurzeln in der Therapie nur anschauen, weil es nie im Geringsten darum ging, jemandem Schuld zuzuschieben, vor allem nicht meiner Mutter. Das wollte ich auf keinen Fall. Ich schaute schließlich zurück, weil ich verstehen wollte, wie sich die für mich schädlichen Verhaltensmuster entwickelt hatten.

Das war ein schmerzlicher, harziger und auch spannender Prozess, auf den ich mich ohne die Hilfe eines unterstützenden, mitfühlenden Therapeuten wohl nie eingelassen hätte. Wenn du meine Geschichte liest, wirst du erfahren, dass das Ignorieren meiner Gefühle bereits sehr früh in meiner Kindheit begonnen hatte. Es war eine Art Notlösung, die mich auf die Dauer in eine schwere Depression hineinmanövrierte. Bis zum Tod meiner Frau brodelten die depressiven Gedanken jedoch irgendwo im Untergrund still vor sich hin, nun waren sie hervorgekrochen und beherrschten mich. Für den Therapeuten war nach ungefähr drei Gesprächen klar, dass mir das ambulante Setting nicht die Unterstützung geben könnte, die ich verdiene. Zum ersten Mal in meinem Leben hörte ich, dass ich eine Unterstützung verdiene!

Ich hatte Glück mit den Psychiatern in der Klinik, in der ich bald stationär aufgenommen wurde. Sie haben darauf geachtet, dass mein Zugang zu meinen Gefühlen nicht durch unnötige Medikamente verbaut wurde. Besonders die Kunsttherapie dort half mir. Ich arbeitete hauptsächlich an einem Bild eines Gesichtes mit unterdimensionalen Augen, Ohren und Mund. Beim Malen habe ich nach langer Zeit zum ersten Mal wieder etwas gespürt.

ABBILDUNG 2 Alex vor seiner Therapie und nachher

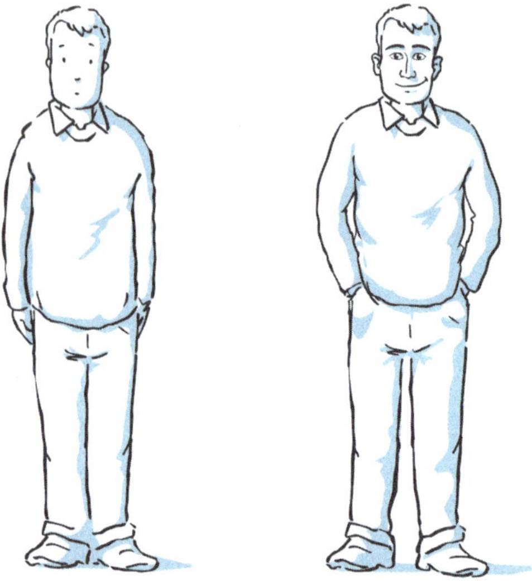

Ich wünsche dir alles Gute auf deinem Weg unterwegs mit diesem Büchlein. Und wenn dir alles zu viel wird, such dir Hilfe!

PS: Sei geduldig mit dir! Ich bin jetzt 58 und das erste Mal in meinem Leben weiß ich, was ich wirklich will.

Was du vorab wissen solltest

Liebe Leserin, lieber Leser,*

Sandra und Alex, die dich zusammen mit mir durch dieses Buch begleiten, haben dich bereits begrüßt. Nun bin ich selbst, die Autorin, an der Reihe.

Dass du dieses Buch in deinen Händen hältst und diese Zeilen liest, hat bestimmt wichtige Gründe. Möglicherweise geht jemand in deinem Umfeld gerade durch schwierige Zeiten. Vielleicht suchst du selbst nach Hilfe in großer psychischer Not. Vielleicht war der Anlass wie bei Alex eine schwere Verlusterfahrung. Oder es geht eher wie bei Sandra um die Folgen einer belastenden Kindheit.

Was auch immer dich zu diesem Buch greifen ließ, es will dich begleiten und dir helfen, den Weg aus persönlichen Verstrickungen zu mehr Flexibilität und psychischer Gesundheit zu gehen. Du findest hier Unterstützung und Anleitung für Krisenzeiten.

Möglicherweise erscheint dir das aufgrund deiner bisherigen Erfahrungen schwierig oder völlig unmöglich. Bitte lege das Buch dennoch nicht gleich wieder weg – oder wenigstens nicht zu weit weg –, denn ich habe dieses Buch gerade auch für Menschen geschrieben, die bisher bei nichts und niemandem Hilfe finden konnten. Bitte habe etwas Geduld mit mir und erwarte nicht zu schnell zu viel.

Durch meine Arbeit weiß ich, dass langfristige psychische Gesundung neben Zeit auch Wohlwollen, Offenheit und Interesse für sich selbst benötigen. Wenn wir uns in einem tiefen Loch befinden,

* Dem Lesefluss zuliebe verwende ich im Buch für allgemeine Personenbezeichnungen abwechselnd mal die weibliche und mal die männliche Form. Aus dem Zusammenhang erklärt sich, wenn ausnahmsweise damit nicht sämtliche Geschlechtervarianten angesprochen sind.

bringen wir aber oft genau diese unterstützende Haltung uns selbst gegenüber nicht auf. Anstelle von Verständnis fühlen wir Beschämung und Selbstverachtung, weil es uns schlecht geht, und wir denken, dass wir wohl etwas falsch gemacht haben müssen, weil wir aus diesem Loch gar nicht mehr herausfinden. Das zieht uns in der Regel noch weiter runter. Es erscheint dann manchmal hoffnungslos, sich mit unseren seelischen Abgründen zu beschäftigen. Möglicherweise haben wir schon mehrfach vergeblich versucht hineinzublicken – und gar nichts ist dadurch besser geworden. Gedanken wie »Ich habe keine Nerven mehr, mich um mich selbst zu kümmern!« drücken eine große innere Verzweiflung aus und verfestigen unseren schlechten psychischen Zustand.

Der Weg aus innerer Rigidität und Beengung führt über das Finden einer wohlwollenden, mitfühlenden Betrachtung der eigenen Person und der Welt um sich herum. Eine solche heilsame Sichtweise zu entwickeln, ist nicht einfach und für viele eine langfristige Investition in ihr Wohlbefinden und ihre Gesundheit. Doch sie kann – da ist sich die Fachwelt einig – von jedem erlernt werden! Dieses Buch kann dich dabei unterstützen, es ist aber kein Ersatz für eine professionelle Behandlung. Es kann einen therapeutischen Prozess begleiten oder dir die Zuversicht vermitteln, dass dir therapeutische Hilfe guttun könnte.

Die Übungen und Reflexionen in diesem Buch sind keine Notfallmittel. Sie entfalten ihre Wirkung durch Wiederholung und Übung. Es kann durchaus sinnvoll sein, beim Lesen Pausen einzulegen und bei den Themen, von denen du dich persönlich besonders angesprochen oder herausgefordert fühlst, etwas länger zu verweilen.

In diesem Buch lernst du viel über die Grundideen und das Modell der Compassion Focused Therapy, kurz CFT, (Mitgefühlsfokussierte

Therapie) kennen. Die CFT ist ein moderner Psychotherapieansatz, den der englische Professor Paul Gilbert zusammen mit seinem Team an der Universität Derby in England entwickelt hat. Meine psychiatrisch-psychotherapeutische Arbeit ist von diesem Ansatz stark geprägt.

Von Beispielen aus der Praxis, von Sandra und Alex – die ich erfunden habe, aber deren Erfahrungen alle real sind –, wirst du ableiten können, wie auch dir die CFT helfen kann. Ein wichtiger Bereich ist dabei die Emotionsregulierung. Du wirst lernen, wie wir uns in emotioneller Schieflage am besten verhalten können, um uns Schritt für Schritt wieder wohler und sicherer zu fühlen.

Es wird aber auch darum gehen, (wieder) Mut zu finden, sich bekannten oder verborgenen Abgründen zu nähern und hinabzuschauen. Dabei werden wir uns um die Schwierigkeiten, die dabei auftreten werden, auf geeignete Weise kümmern. Wir werden uns seelischen Wunden und schwierigen, schmerzhaften Gefühlen stellen – wenn du dazu bereit bist. Und immer in deinem Tempo. Du wirst lernen, gezielt deine Aufmerksamkeit, dein Interesse und deine Neugier dorthin zu lenken, wo Schmerz vielleicht schon lange auf etwas Wichtiges hinweist. Auf etwas, das gesehen, wahrgenommen und angenommen werden möchte, um Linderung und vielleicht sogar Heilung zu erfahren. Durch eine solche Art von Engagement und Wohlwollen für sich selbst kann sich langfristig ein Gefühl der Sicherheit und Geborgenheit entwickeln.

Mitgefühl ist eine trainierbare Fertigkeit, die in der menschlichen Natur angelegt ist. Durch Mitgefühl erleben wir Verbundenheit mit uns selbst oder anderen. Diese Verbundenheit gibt uns Sicherheit und hilft uns, uns selbst zu beruhigen und uns geborgen zu fühlen.

Unter guten Bedingungen entwickelt sich Mitgefühl in der Kindheit durch die alltägliche Erfahrung von Zuwendung und wohlwollendem Verständnis. Viele von uns haben in ihrer Kindheit jedoch wenig Geborgenheit und Sicherheit durch die wichtigsten Bezugspersonen erfahren. Ein kindliches Grundbedürfnis wurde so verletzt und Selbstfürsorge und eine innige Beziehung zu sich selbst sind nicht möglich. Allein dies zu akzeptieren, ist ein langwieriger Prozess.

Einige sind vorübergehend gut damit gefahren, mit ihrer Kindheit »früh abzuschließen«, sie haben praktisch keine Erinnerungen daran. Für andere ist es hilfreich gewesen, ihre Kindheit schönzureden und bedeutsame Verletzungen zu verniedlichen oder zu verdrängen. Gerade wenn du zu den Menschen zählst, die früher eine liebevolle elterliche Umsorgung vermissten, dann möchte ich dich gerne mitnehmen auf den Weg zu mehr innerem Frieden und Halt.

Fehlende Erfahrungen von Feingefühl und Verlässlichkeit in der Kindheit sieht die psychologische Wissenschaft als Risikofaktoren für die Entwicklung psychischer Belastung, Symptome und Erkrankungen. So gesehen können wir sämtliche psychische Symptome als Aufschrei der Seele betrachten, die in ihrer Verletztheit gehört, gesehen, wahrgenommen und verstanden werden will.

Sich diesen Verletzungen und den eigenen Bedürfnissen zuzuwenden, ist für viele – obwohl im Grunde ungefährlich –, sehr angsteinflößend, weil es neu und ungewohnt ist. Uns nicht mehr an veralteten und manchmal destruktiven Gewohnheiten festzuhalten, kann sich paradoxerweise anfühlen, als ob wir nun erst richtig ins Elend stürzen. Wenn wir alte Gewohnheiten aufgeben, hängen wir für eine Weile im »luftleeren Raum«, weil wir oft alte Ressourcen aufgeben, die sich als unbrauchbar erwiesen haben, ohne zuvor neue Ressourcen aufgebaut zu haben. Deshalb braucht es großen Mut und Offenheit, um sich auf etwas Neues einzulassen!

Meine Frage ist: Bist du an einem Punkt in deinem Leben angekommen, an dem du sagen kannst: Im Grunde habe ich nichts zu verlieren? Ich weiß, wohin mich meine alten Verhaltensmuster geführt haben, und das ist nicht der Ort, wo ich sein möchte. Ein neuer Weg ist es wert, ausprobiert zu werden! – Dann lade ich dich gerne zu diesem Abenteuer der Entdeckung der Verbundenheit mit dir selbst und anderen ein. Wir haben inzwischen zahlreiche wissenschaftliche Belege, wie heilsam das ist!

Um diese Reise zu beginnen, brauchst du keine Voraussetzungen zu erfüllen. Du bist eingeladen mitzukommen genau so, wie du jetzt bist: mit allen deinen Stärken, Interessen, Bedenken, Zweifeln, Vorurteilen und auch Ängsten. Mit deiner bewussten Entscheidung und Bereitschaft, einen wohlwollenden, nährenden und fürsorglichen Umgang mit dir selbst zu lernen, kann die Reise losgehen.

Um dir den Start zu erleichtern, gerade auch für den Fall, dass du noch etwas skeptisch bist, lade ich dich zu einer Abmachung mit dir selbst ein:

Unabhängig davon, wie es momentan um deine psychische Gesundheit und deine Hoffnung auf Besserung steht und wie schwierig es dir erscheint, dich auf neue Sichtweisen einzulassen, kannst du folgende Abmachung mit dir treffen:
Meine (psychische) Gesundheit bedeutet mir so viel, dass ich bereit und entschieden bin, neue Sichtweisen und neue Perspektiven auszuprobieren und zu festigen, die mir helfen können, mich auf die bestmögliche Weise um mich selbst zu kümmern.

Die Abmachung mit dir selbst soll dich besonders in schwierigen Zeiten daran erinnern, wie du mit dir selbst umgehen möchtest. Bedenke, du verpflichtest dich zu nichts als dazu, die Abmachung mit dir selbst so gut einzuhalten, wie du kannst.

Von vielen Patientinnen und Patienten habe ich lernen können, wie psychisch belastete und kranke Menschen Schritt für Schritt auf wohlwollende Weise sich selbst näherkommen und sich schließlich trauen, sich um sich selbst zu kümmern. Lass uns in diesem Buch Schritt für Schritt Sandras und Alex' Erfahrungen nachvollziehen und schauen, wie es auch dir gelingen kann, dich gut um dich selbst zu kümmern und ruhiger und sicherer zu werden.

Sollte ich dir dabei unbeabsichtigt zu nahe treten, an alte Wunden rühren oder sollte dir alles zu viel werden, halte inne und lege eine Verschnaufpause ein. Vielleicht bewahrst du einen Teil des Buches einfach für einen späteren Zeitpunkt auf und überspringst ihn für den Moment. Markiere dir auch gerne jene Zeilen und Übungen im Buch, die dich besonders ansprechen und dir gefallen. Wenn die Lektüre dann einmal schwierig werden sollte, findest du so auf leichte Weise jene Stellen im Buch wieder, in die einzutauchen für dich schön und hilfreich ist.

Der Wirklichkeit in die Augen sehen

»Das Herz gleicht einem Garten. Es kann Mitgefühl oder Angst, Groll oder Liebe wachsen lassen. Was für Keimlinge willst du darin anpflanzen?« JACK KORNFIELD

Sind diejenigen Menschen nicht glücklicher, die sich weniger mit sich selbst beschäftigen, nicht so genau hinsehen und nicht so viel Fragen ans Leben stellen?

Das werde ich während der Arbeit und auch in meinem privaten Umfeld immer wieder gefragt. Schließlich haben dramatische technische Fortschritte und Errungenschaften unser Leben in der westlichen Welt offensichtlich um ein Vielfaches vereinfacht und sicherer gemacht. Aber finden wir auch Hinweise, dass wir in den letzten 100 Jahren glücklicher und psychisch gesünder geworden sind?

Laut der Weltgesundheitsorganisation (WHO) waren im Jahr 1990 Angsterkrankungen und depressive Störungen die vierthäufigsten Erkrankungen nach Infektionen der Atemwege, Durchfallerkrankungen und pränatalen Störungen. Im Jahr 2000 waren Depressionen und Angststörungen bereits auf den dritten und im Jahr 2010 auf den zweiten Platz vorgedrungen. 2012 litt weltweit einer von 13 Menschen an einer Angststörung. 2017 erklärte die WHO Depressionen und Angsterkrankungen zu den weltweit häufigsten Erkrankungen. Selbst in Europa bekommen dabei drei von vier Betroffenen keine adäquate Behandlung.

Wie kann das sein? Überfordern wir uns vielleicht selbst mit unserem an Leistung und Konsum orientierten modernen Lebensstil? Haben wir uns verrannt, den Blick für das Wesentliche im Leben völlig verloren – den Blick für die eigene Gesundheit und die unseres

Planeten? Wir wissen doch, was für unsere psychische Gesundheit wesentlich und unentbehrlich ist. Und wir wissen auch: Je früher eine psychische Erkrankung erkannt wird, desto einfacher ist ihre Behandlung. Also lasst uns dieses Wissen nutzen. Das Wissen, wie aus problematischen Emotionen psychische Symptome entstehen können, ist unkompliziert und für jeden Einzelnen von großem Nutzen. Genauso verhält es sich mit Kenntnissen über die Regulierung von schwierigen und unangenehmen Emotionen.

Dafür kommen wir jedoch nicht darum herum, uns etwas genauer mit uns selbst zu beschäftigen, was aber nicht heißt, dass sich unser Leben nur noch um uns selbst drehen muss. Wir sollten nur unser inneres Erleben ernst nehmen und uns nicht für unsere Ängste, Sorgen und Empfindungen verurteilen. Nicht bloß körperliche, sondern auch psychische Symptome weisen auf Wichtiges hin. Die Ursache dieser Symptome möchten gesehen und wahrgenommen werden. Etwas ist aus dem Gleichgewicht geraten und braucht Zuwendung und Fürsorge. Den Kopf in den Sand stecken und weitermachen wie bisher birgt die Gefahr, dass irgendwann alles zusammenbricht – wie bei Alex.

ALEX sagte, als er nach dem Krebstod seiner Frau therapeutische Hilfe suchte, er habe wohl schon vorher unter einem Burn-out gelitten. Als der Therapeut den 53-jährigen Informatiker fragte, was er nach dem Tod seiner Frau gefühlt habe, schauten zwei fragende Augen den Therapeuten irritiert an. »Nachdem sie gestorben ist, habe ich einfach getan, was getan werden musste. Da habe ich doch nichts gefühlt dabei«, antwortete er mit der größten Selbstverständlichkeit der Welt. Nach einer stillen Pause ergänzte Alex: »Eigentlich funktioniere ich schon mein ganzes Leben so, ohne etwas Bestimmtes zu fühlen.«
Sein Problem, das ihn zum Therapeuten geführt hatte: Es funktionierte gerade überhaupt nichts mehr in seinem Leben. Seine Erschöpfung,

seine Konzentrationsprobleme und die nicht enden wollenden schlaflosen Nächte hatten zu vielen Ungenauigkeiten und zu einer schweren Trägheit bei der Arbeit geführt.
Dafür, dass ihn der Hausarzt krankgeschrieben hatte, schämte sich Alex ganz besonders. Obwohl sein Chef ihn immer unterstützt hatte, fürchtete er, seine Stelle zu verlieren, und versank zu Hause oft in stundenlangen Grübeleien und Selbstzweifel. Er konnte noch nicht sehen, dass diese ihn in einer fatalen Abwärtsspirale gefangen hielten. Ob seine Schlafprobleme denn nicht vielmehr von seinen Hüftschmerzen herrührten, wollte Alex vom Therapeuten wiederholt wissen.

Das Herz für dich selbst öffnen

Zufriedenheit festigt sich durch die Art und Weise, wie wir mit unserer Verwundbarkeit umgehen. Dort, wo wir in Beziehungen verletzt worden sind, erfahren wir auch Heilung durch Beziehung und Zuwendung. Zum Beispiel bei einem Therapeuten, der mehr mit uns als zu uns spricht. Oder indem ein gesunder, kompetenter Anteil von uns therapeutisch wirksam wird. Jeder psychisch kranke, traumatisierte und dadurch gespaltene Mensch hat einen gesunden Anteil bewahrt, da ist sich die Fachwelt heute einig. Damit Heilung geschehen und dieser gesunde Anteil therapeutisch wirksam werden kann, müssen wir – manchmal zusammen mit einem professionellen Therapeuten – mehr darüber herausfinden, wer wir sind und was uns antreibt.

Wir fragen genauer nach unseren Gefühlen und geben uns nicht mit den schon bekannten Ideen und Vorstellungen über uns selbst zufrieden. Ein Therapeut hilft uns, Zugang zu unseren Gefühlen zu finden und diejenigen anzunehmen, die wir am meisten fürchten und wegstoßen. Er spricht mit uns über unsere innere Wirklichkeit: unsere Gefühle und Handlungsimpulse und über unsere ureigensten Wünsche und Werte. Er zeigt uns, wie wir uns unter der Vorstellung, »funktionieren zu müssen«, vor uns selbst und anderen verstecken. Er schafft eine Atmosphäre, in der wir uns schließlich irgendwann ohne Fassade zeigen können.

Ohne jeglichen Druck, handeln zu müssen, treten wir in Verbindung mit unseren tiefsten Werten, also mit dem, was für uns ganz persönlich wirklich wichtig im Leben ist. Wir beginnen zu verstehen, dass wir zwangläufig dort am meisten verletzbar sind, wo etwas wirklich Bedeutung für uns hat. Wenn etwas nicht wichtig ist, wie soll es uns dann wehtun können?

Seelischer Schmerz weist so auf für uns wichtige Werte. Diese über längere Zeit zu verdrängen oder zu ignorieren, kann zu einer Art Selbstsabotage führen, die viele Kraft- und Energiereserven verbraucht und noch dazu unser Selbstbewusstsein ruiniert.

Parallel dazu lernen wir uns anzunehmen, wie wir wirklich sind, mit allen unangenehmen Gefühlen, die wir begreiflicherweise so gerne loswerden möchten. Manchmal haben wir unangenehme Erinnerungen und schambehaftete Emotionen so weit weggeschoben, dass wir nicht einmal mehr Zugriff darauf haben. Oder wir haben, wie Alex, bisher von gar niemandem gelernt, so tief in uns hineinzuschauen und unsere Gefühle und Werte ernst zu nehmen.

Das Sutra der Pfeile

Die folgende kleine Parabel aus dem Pali-Kanon, der ältesten Sammlung buddhistischer Lehrreden, hilft bei der Annäherung an die Erkenntnis, dass Schmerzen unvermeidlich zum Leben dazugehören.

In einer seiner bildhaften Lehrreden (= Sutra) spricht der Buddha von zwei Pfeilen. Der erste Pfeil ist der des unvermeidbaren Schmerzes, den das Leben mit sich bringt und von dem wir alle früher oder später getroffen werden. Wir alle werden irgendwann krank, alt und vielleicht gebrechlich und erleben schmerzliche Verluste. Schließlich müssen wir alle irgendwann selbst auch dem eigenen Tod entgegenblicken. Niemand, so heißt es, nicht einmal »die Guten und die Weisen« können verhindern, von diesem ersten Pfeil erwischt zu werden.

Die meisten von uns werden aber noch von einem zweiten Pfeil getroffen. Im Unterschied zum ersten Pfeil ist dieser nicht unvermeidbar. Er drückt eine verbreitete Haltung gegenüber dem Schmerz des ersten Pfeils aus, die alles noch schlimmer macht. Dieser zweite Pfeil ist noch viel schmerzhafter, weil er genau dieselbe Stelle im Körper trifft, die bereits durch den ersten Pfeil verwundet wurde. Es handelt sich um den Pfeil des Vermeidenwollens und sich Widersetzens gegen den Schmerz des ersten Pfeils durch alle erdenklichen Mittel.

Der giftige dritte Pfeil

In den letzten Jahren wurde das Bild von den zwei Pfeilen von westlichen buddhistischen Lehrern und Psychologen um einen dritten Pfeil ergänzt. Sie beobachteten einen weiteren Mechanismus im Umgang mit schmerzhaftem Erleben: dass Menschen sich selbst infrage stellen und manchmal sehr stark dafür verurteilen und schämen, dass sie von den beiden ersten Pfeilen getroffen wurden. Sie fragen sich: Warum ich? Was läuft bei mir falsch, dass mir das passieren konnte? Was bin ich jetzt noch wert? Wer soll mich so je lieben können?

Auch der dritte Pfeil trifft wieder die alte Wunde und vertieft die Verletzungen. Scham und eine selbstablehnende und selbstentwertende

Haltung im Zusammenhang mit leidvollen Erfahrungen können auf Dauer psychische Gesundheit erheblich angreifen. Es ist der dritte Pfeil, der schließlich aus länger dauerndem Leiden oft zu psychischen Erkrankungen führt.

Alle werden wir, wie es auch Alex passiert ist, früher oder später von Schmerz im Leben überwältigt und überfordert. Dann fangen wir– verständlicherweise – an, uns gegen diesen Schmerz zu sperren und ihn zu vermeiden. Nicht selten machen wir dabei uns selbst und anderen etwas vor. Man könnte sogar sagen, dass wir auf gewisse Weise anfangen, Lügen zu erzählen: dass uns eine Trennung nichts ausmacht, dass wir froh sind, wieder mehr Zeit für uns zu haben, dass der verlorene Job uns eh nicht richtig gefiel. Das geschieht zunächst ganz oft, ohne dass wir es bemerken. Einige Lügen sind uns bewusst, andere halten wir selbst für wahr.

Für eine Weile können wir ganz gut fahren mit unseren unbewussten Vermeidungsstrategien. Wir können ganz gut weiter funktionieren im Leben. Irritierenderweise sind es aber langfristig genau diese Vermeidung, Lügen und blinde Flecken, die uns erst mal geholfen haben zu überleben, die uns langfristig noch weiter ins Elend stürzen. Auf die Dauer werden Vermeiden und Wegsehen anstrengend, zerren an unseren Kräften und fordern so ihren Tribut. Irgendwann, manchmal nach jahrzehntelangem innerem Kampf, schaffen wir es nicht mehr, den Schmerz auf die Seite zu schieben, und der Damm bricht. Was gesehen, wahrgenommen, verstanden und umsorgt werden will, drängt sich, ob wir wollen oder nicht, in den Vordergrund.

Oft weisen viel früher schon indirekt deutliche Symptome auf weggeschobene Schmerzen hin. Bei Alex waren das Schlafprobleme, Erschöpfung, Konzentrationsschwierigkeiten, Verlangsamung, die er jahrelang hinnahm und die ihn schließlich arbeitsunfähig werden ließen.

Flow of Life – Strom des Lebens

Um Vermeidung und Verdrängung aufgeben zu können, müssen wir lernen, uns auf wohlwollende und freundliche Weise uns selbst anzunähern. Die folgende erste Übung soll uns darauf einstimmen. Sie heißt »Flow of Life« und wurde von Paul Gilbert entwickelt. Sie führt uns zu den Anfängen unserer menschlichen Entwicklung zurück, als es noch keine Schuld gab.

Die Übung »Flow of Life« hilft uns, einen neuen, anderen und ungewohnten Standpunkt einzunehmen, von dem aus wir uns leichter auf unbeschwerte Weise und ohne Scham betrachten können. Wir machen uns bewusst, was alles zu unserer menschlichen Natur gehört, was uns alles beeinflusst hat und wer wir aus dem Blickwinkel der Natur sind. Die Übung hilft uns zu unterscheiden, worauf wir im Leben Einfluss haben und worauf nicht. So können wir lernen, unsere Kräfte gezielt einzusetzen und Verantwortung da zu übernehmen, wo wir Verantwortung tragen können.

Flow of Life

Setz dich bequem hin und nimm ein paar ruhige Atemzüge. Lass Offenheit und Neugier aufkommen für den folgenden Rückblick auf die menschliche Entwicklung. Wir streifen dabei ein paar klare und auch prägende Begebenheiten, die im Zusammenhang mit unseren Schwierigkeiten oft nicht genügend mitgedacht werden.

Vergegenwärtige dir, wie du mit deiner Geburt mitten in den Strom des Lebens hineingeworfen wurdest, ohne je gefragt worden zu sein, wann, wie, wo, mit wem und wozu. So befinden wir uns alle hier zusammen auf dieser Welt und versuchen, in diesem »Strom des Lebens« zurechtzukommen und Orientierung und Halt zu finden.

Wie alle anderen auf dieser Welt konntest auch du nicht mitbestimmen, wie dein Körper gestaltet werden soll. Du hast nicht geplant, weiblich oder männlich, dunkel- oder hellhäutig, klein oder groß, hübsch oder eher unauffällig zu sein. Ist es nicht unglaublich, sich vorzustellen, dass der Ursprung der Form des menschlichen Körpers sich auf milliardenalte Mikroben zurückführen lässt? Und wie sich diese menschliche Körperform schließlich über Millionen von Jahren weiterentwickelt hat, seit die ersten Amphibien aus dem Ozean gekrochen sind, Reptilien auf der Erde herumkrabbelten und Säuger begonnen haben, sich um ihren Nachwuchs zu kümmern? Eine unendlich lang erscheinende Evolutionsgeschichte hat die genetischen Merkmale hervorgebracht, die deine Eltern dir schließlich weitergegeben haben. So hast du neben vielem anderem nicht entschieden, in einem Körper geboren zu werden, der stetig älter wird, schwach und krank werden kann und irgendwann sterben muss – das ist einfach das Leben, wie es ist. Und du treibst unaufhaltsam in diesem »Strom des Lebens« vorwärts – ob du es magst oder nicht.

Du bist nicht zu deiner Meinung befragt worden, als unser menschliches Gehirn entwickelt und gestaltet wurde mit all seinen komplexen und oft widersprüchlichen Antrieben, die uns nicht zuletzt als soziales Wesen ausmachen. Wie viele andere Lebewesen auch suchst du nach Zugehörigkeit in einer Gruppe. Irgendwann ziehen wir alle los, gehen auf Partnersuche, um zu lieben und geliebt zu werden, vielleicht eine Familie zu gründen und Kinder zu bekommen. Deine sexuellen Bedürfnisse und Motive hast du dir dabei nicht ausgewählt, genauso wenig wie das Streben nach Einflussnahme, Macht und Status und das Konkurrieren um eine Position oder einen Rang in einer Gruppe. Wir wünschen uns, bedeutungsvoll und anerkannt zu sein, und haben ein tiefes Grundbedürfnis nach Sicherheit. Das alles gehört zum Menschsein und Lebendigsein dazu und ist kein Fehler! Du hast dich nicht entschieden, ein menschliches Großhirn zu bekommen, mit dem du Pläne aushecken und über dich selbst nachdenken kannst. Ohne Bedienungsanleitung können wir uns auf tragische Weise in selbstentwertenden und vernichtenden endlosen Grübeleien und Vorstellungen über uns selbst und andere verlieren. So können wir uns manchmal richtiggehend selbst zum Wahnsinn treiben.

Du hast nicht gewählt, schwierige, intensive Emotionen wie Panik, Hass und Scham oder Hoffnungslosigkeit empfinden zu können. Schon gar nicht von solchen manchmal überwältigt und in deinen Handlungen blockiert zu werden. Wie andere Lebewesen erfährst aber auch du kraftvolle Emotionen durch dich hindurchströmen, weil sie Teil des evolutionären Überlebensantriebs sind. Es sind starke archetypische Kräfte, die dich antreiben und dich auf Wichtiges aufmerksam machen wollen.

Du konntest weder den Ort noch die Zeit auswählen, in die du hineingeboren wurdest, und auch nicht das soziale und familiäre Umfeld. Genau genommen konntest du nicht einmal bestimmen, ob du überhaupt in diese Welt geboren werden wolltest. Du hast dich nicht entschlossen, in eine reiche oder arme, eine christliche, muslimische oder atheistische Familie hineingeboren zu werden. Und du hattest auch keinen Einfluss darauf, ob du in deiner Familie vernachlässigt, misshandelt oder auf andere Weise nicht geliebt wurdest – das ist nicht dein Fehler! Wenn du in eine liebevolle Familie geboren wurdest, hast du viel Glück gehabt. Jeder von uns möchte lieber wertgeschätzt und angenommen sein, als entwertet, verurteilt und zurückgestoßen zu werden. Aber das hast du dir nicht aussuchen können.

Wie andere uns behandeln und für uns sorgen, hat allerdings einen entscheidenden Einfluss darauf, wie sich Nervenzellen vernetzen und wir uns als Mensch entwickeln. Darauf, ob und wie wir lernen, uns bei Wut, Angst oder Traurigkeit wieder zu beruhigen und uns sicher zu fühlen. Diese Erfahrungen bestimmen schließlich, wie wir lernen, mit den schwierigen Dingen im Leben, die uns Angst machen, fertig zu werden – oder eben nicht.

Vergegenwärtige dir, wie viel von dem, was und wer wir sind, nicht in unserer Hand ist und somit auch nicht unser Fehler sein kann. Es ist nicht dein Fehler, wenn du Schwierigkeiten hast, deine Gefühle zu regulieren, dich schnell verlassen und einsam fühlst oder es dir schwerfällt, eine liebevolle und nahe Beziehung einzugehen oder zu halten. Viele unserer Muster wurden in unserer Kindheit durch die Bedingungen, in denen wir aufgewachsen sind, geformt. Sie haben uns damals geholfen und den Umständen entsprechende größtmögliche Sicherheit vermittelt. Sie waren damals wichtige Ressourcen und keine Fehler, auch wenn sie uns heute mehr Schwierigkeiten bereiten, als dass sie für uns von Nutzen sind. Finde dich einfach wieder in diesem Fluss des Lebens, an dem Platz, an dem du gerade treibst, in der geistigen und emotionalen Verfassung, die gerade vorherrscht. Das alles kannst du nicht kontrollieren – das ist menschlich.

Bring Anerkennung und Wertschätzung dafür auf, wie viel in unserem Leben, in unseren Beziehungen und in unserem Geist geschieht, das wir uns nicht ausgesucht haben und das uns nicht einmal bewusst ist. Auch das ist menschlich. ✕

Durch die Anerkennung und Wertschätzung deines Treibens im Flow of Life wird es dir schließlich auch gelingen, zu erkennen, welche Veränderungen und Entwicklungen möglich und realistisch sind. Du wirst Gelegenheiten finden, dich im Flow of Life selbst zu bewegen und den Strom deines Lebens mitzugestalten.

Erst wenn du dir klarmachst, wo du Einfluss nehmen kannst, wirst du Entscheidungen treffen können, die innerhalb deines Einflussbereichs liegen.

Erst dann wirst du Verantwortung übernehmen können – wie ein Kapitän, der die See, die er befährt, gut kennt und auch in stürmischen Zeiten das Steuer in der Hand behält.

Sandras Flow of Life und ihre Abmachung mit sich selbst

Ich möchte dir nun von Sandras Flow of Life erzählen. Es ist eine sehr berührende und erschütternde Geschichte und es ist mir wichtig, dass du zu dir selbst sehr gut schaust und Sandras Geschichte zu einem für dich passenden Zeitpunkt liest: dann, wenn du auch wirklich bereit bist, sie zu hören. Falls du merkst, dass sie dich zu sehr an deine eigenen Wunden erinnert, oder dir dein Bauchgefühl sagt, dass jetzt nicht der geeignete Moment für schwere Geschichten ist, überspring sie einfach und blättere weiter zum nächsten Abschnitt. Du wirst auch so Sandras Entwicklung und das, was für ihre psychische Stabilisierung entscheidend war, gut nachvollziehen können.

SANDRA liebte ihre Eltern sehr, aber wenn sie die Wahl gehabt hätte, hätte sie sich bestimmt nicht eine derart belastende familiäre Situation ausgesucht.
Ihr Vater war als Künstler äußerst kreativ und begabt. Rückschläge aufgrund einer schweren psychischen Erkrankung mit langen und schwer zu stabilisierenden psychotischen Zuständen verunmöglichten es ihm, erfolgreich zu werden und genügend Geld zu verdienen. Sandra erinnert sich an furchteinflößende Momente mit dem Vater, die mehrfach in gewaltsame psychiatrische Zwangseinweisungen mit Polizeiaufgebot mündeten. Sie fürchtete sich oft sehr vor den unberechenbaren Verhaltensweisen ihres Vaters. Sie wusste nie, in welcher Verfassung sie ihn antreffen würde. Oft reagierte er im Kontakt zu ihr

und anderen völlig unzugänglich und distanziert. Dann wiederum konnte er aus dem Nichts heraus plötzlich sehr aufbrausend und bedrängend werden.
Ihre Mutter war in ihrer Erinnerung ständig weg, sie musste viel und oft bis spät in die Nacht hinein arbeiten, um sie alle durchzubringen. Sandra weiß nicht genau, wo sie arbeitete, vermutlich als Kellnerin in einer Gaststätte. Die Kombination von krankem Vater und abwesender Mutter bedeutete für Sandra, viel auf sich allein gestellt zu sein. Als Sandra fünf Jahre alt war und ihr Vater länger in einer Klinik bleiben musste, kam Sandra zu einer Pflegefamilie. Keine offizielle Pflegefamilie, sondern eine Familie, die ihre Mutter kannte und ihr angeboten hatte, Sandra aufzunehmen.
Sandra war dort nicht gut aufgehoben. Der älteste Sohn der Pflegeeltern missbrauchte sie psychisch und sexuell. Sandra wollte weg. Ihre Mutter hatte kein Ohr für ihre leisen Andeutungen, also musste Sandra sich anders Gehör verschaffen und »lauter« werden, um sich zu retten. Sie begann ein buntes Repertoire von unvorhersehbaren Verhaltensweisen zu entwickeln, die von selbstverletzendem Verhalten, unkontrollierbaren Wutausbrüchen gegenüber anderen bis hin zu wochenlangem Rückzug in ihr Zimmer und Gesprächsverweigerung reichte. Bei diesen Rückzügen begann Sandra, sich mit Menschen zu besprechen, die nur sie kannte und die ihr nichts antun konnten, weil sie sie aus ihrer eigenen Vorstellungskraft geschaffen hatte.
Diese lauten Gespräche mit imaginären Personen befremdeten Sandras Umgebung und auch ihre Mutter war hilflos. Sandras Verhalten führte sie nach sechs Monaten weg von der Pflegefamilie in ein Kinderheim. Hier lernte sie zu beichten und die Schuld bei sich selbst zu suchen – sich selbst zu beruhigen jedoch lernte sie von den überaus strengen

Ordensschwestern nicht. In dem fortgesetzten Bedrohungszustand, in dem sie sich befand, konnte sie bald dem Schulunterricht kaum mehr folgen. Anstatt sich am Unterricht zu beteiligen, flüchtete sie sich in Tagträumereien, die Fachpersonen als dissoziative Zustände kennen. Aber der Heimarzt diagnostizierte fälschlicherweise »Absenzen«, eine Form von Epilepsie, und behandelte Sandra mit stark sedierenden Antiepileptika.

Jetzt ging gar nichts mehr in der Schule. Es war auch immer noch keine Vertrauensperson in Sicht, die Sandra richtig wahrnehmen, verstehen und beruhigen hätte können. Eine erste Kindertherapie bekam sie erst mit zwölf Jahren. Damals hatte sie begonnen, laut mit dem Teufel zu schimpfen. Einmal entfachte sie in ihrem Zimmer ein Feuer, um ihn zu verbrennen. So kam sie vorübergehend in die Kinder- und Jugendpsychiatrie. Die Unterstützung, die sie dort erfuhr, fokussierte darauf, ihre destruktiven Verhaltensweisen zu korrigieren. Die tiefer liegenden Motive ihres Verhaltens wurden nicht wahrgenommen.

Egal in welcher Umgebung Sandra war, die Botschaft, die sie hörte, war immer dieselbe: »So wie du bist, geht es gar nicht!«

Nach mehreren gescheiterten Suizidversuch fand Sandra sich mit 20 Jahren auf einer Notfallstation wieder, wo ihr der Magen ausgepumpt wurde. Sie spürte, so konnte sie nicht mehr weitermachen. Etwas in ihr forderte sie heraus und wollte, dass sie sich endlich Klarheit verschaffte, ob sie leben oder sterben wollte.

Bei offener und ehrlicher Betrachtung stellte sich heraus, dass der lebensmüde Teil in ihr durchaus leben wollte – nur ohne permanente zermürbende seelische Schmerzen. Sandra war klar, dass sie nicht weitermachen konnte wie bisher. Sie wusste allzu gut, wohin die alten Gewohnheiten sie wieder führen würden. Um nicht zu sterben, würde sie manches ändern müssen.

Es ist vollkommen klar, dass es unrealistisch ist, von heute auf morgen sämtliche schädlichen Verhaltensweisen unter Kontrolle zu bringen. Darum kann es also nicht gehen.

Wenn es darum geht, neue Wege zu beschreiten, müssen wir zuerst einmal herausfinden, wohin sie uns führen sollen, wofür wir vom Bekannten lassen und die Ungewissheit auf uns nehmen wollen. Alte Gewohnheiten und Verhaltensmuster geben wir nicht auf, wenn wir nicht sehr genau wissen wofür.

Wenn auch du dich in destruktiven Verhaltensweisen verstrickst, kann dir die Erinnerung daran, was dir langfristig wichtig ist, dich wieder auf Kurs bringen. Um sich immer wieder an das zu erinnern, was einem wichtig ist, kann eine Abmachung mit sich selbst sehr wirkungsvoll sein.

Sandra traf mit sich selbst die Abmachung, ihr Leben in Richtung von mehr Gesundheit zu bewegen. Diese Abmachung mit sich selbst half ihr, ihren drangartigen selbstschädigenden Verhaltensimpulsen weniger oft nachzugeben, schwierige Emotionen anzunehmen und vorbeiziehen zu lassen.

ABBILDUNG 3 Sandras Entscheidung

	UNGESUND		GESUND
VERHALTEN	Den Kontakt mit sich selbst meiden	◀ ▶	Mit sich in Kontakt treten
	Emotionen bekämpfen, wegschieben, vermeiden	◀ ▶	Emotionen annehmen, ohne etwas tun zu müssen
	Rückzug	◀ ▶	Verbundenheit herstellen
	Selbstverletzendes Verhalten	◀ ▶	Trigger für impulsive Verhaltensweisen bemerken und ihnen nicht folgen

? Wie bist du gerade unterwegs? Bewegst du dich gerade auf deine Gesundheit zu oder von ihr weg? An welchem Verhalten erkennst du, ob du dich von deiner Gesundheit weg- oder auf sie zu bewegst? Welche Emotionen löst dieses Verhalten jeweils bei dir aus? Was könnte ein nächster Schritt in Richtung Gesundheit sein? Gibt es eine Abmachung, die du mit dir treffen könntest, um dich daran zu erinnern, was wirklich gut für dich ist, und die dir hilft, dich so zu verhalten, dass du dich in Richtung Gesundheit bewegst?

SANDRA traf eine persönliche Abmachung mit sich selbst: »Auch wenn sich alles gerade richtig scheiße anfühlt, darf das sein. Ich werde mich nicht weiter selbst verletzen, um mich selbst und meinen Schmerz nicht mehr zu spüren. Meine Gefühle dürfen sein, wie sie sind. Ich muss mich nicht besser, schöner und ruhiger fühlen. Ich bin nicht mehr bereit, von mir zu verlangen, mich anders zu fühlen, als ich es gerade tue. Und ich verlange von mir nicht mehr, jemand anderes zu sein als die, die ich bin! Schließlich würde ich auch nie auf die absurde Idee kommen, so etwas von jemand anderem zu erwarten. Ich habe beschlossen, mich selbst so zu behandeln, wie es die UN-Menschenrechtscharta für jeden Einzelnen fordert – also auch für mich –, nämlich respektvoll und würdevoll.«
Um sich immer wieder daran zu erinnern, sich selbst mit Würde zu begegnen, gestaltete Sandra ein Plakat mit den wichtigsten Punkten der Menschenrechtscharta, die da heißen: Alle Menschen sind frei und gleich an Würde und Rechten geboren. Sie sind mit Vernunft und Gewissen begabt und sollen einander im Geist der Brüderlichkeit begegnen. – Und nicht bloß, weil sie für ihr Leben gerne Kinderanwältin geworden wäre, gestaltete sie ein zweites Plakat mit den UN-Kinderrechten und Grundbedürfnissen jedes Kindes: den Rechten

auf Gleichbehandlung, auf Wahrung des Kindswohles, auf Leben und Entwicklung und auf Anhörung und Partizipation. Für Sandra war es bestätigend und bestärkte ihren Selbstwert, sich zu vergegenwärtigen, welche Rechte und Wertschätzung sie als Kind verdient hätte und was sie wie jedes Kind von ihrer Umgebung gebraucht hätte.

? Wenn du in dich gehst und danach Ausschau hältst, was für dich zählt, findest du Orientierung und Richtung im Leben. Gehört deine Gesundheit dazu?

Innehalten und das gegenwärtige Erleben wahrnehmen

Wenn wir uns nachhaltig um unsere psychische Gesundheit kümmern möchten, müssen wir zunächst wahrnehmen, begreifen und überblicken, was im Moment alles in unserer inneren Welt abläuft. Durch Automatismen, aber auch durch Hektik und eine Fülle vermeintlich wichtiger anderer Dinge sind wir oft von uns selbst abgelenkt und nehmen unsere Reaktionen gar nicht als solche wahr. Wir müssen Auslöser unseres Verhaltens, sogenannte Trigger, und die automatischen emotionellen Reaktionen aber kennenlernen, um ungünstige Verhaltensweisen ändern zu können. Das Gewahrwerden dieser wie von einem Autopiloten gesteuerten Verhaltensmuster ist der erste Schritt.

Wir haben die Möglichkeit, unser inneres Erleben zu beobachten, ohne gleich in Aktion treten zu müssen. Durch die Beobachtung der Show auf unserer inneren Bühne verlangsamt sich diese mit der Zeit so, dass der Drang einzugreifen nachlässt. Im Slow-Motion-Modus werden wir zu stillen Zuschauern unseres eigenen inneren Dramas und fangen an, neue Zusammenhänge zu sehen und zu begreifen. Schließlich können wir Verhaltensweisen erkennen, die ungesund sind und uns nicht dorthin bringen, wohin wir uns gerne entwickeln möchten. Ohne Druck, Zwang oder Gewalt können wir ganz für uns allein zur Besinnung kommen und innehalten anstatt impulsiv zu handeln. Das ist alles nicht einfach, besonders dann nicht, wenn uns das, was auf unserer inneren Bühne vor sich geht, nicht gefällt und uns Angst macht, wenn wir es mit schwierigen Gefühlen zu tun haben.

Du wirst später im Buch noch viel darüber erfahren, wie Emotionsregulierung gelingen kann. Hier geht es vorerst lediglich darum, diese Gefühle zuzulassen.

Alles, was sowieso im Inneren da ist, darf sein, ohne dass wir etwas tun müssen.

Diese Art von Achtsamkeit erlaubt dir, den ständigen, manchmal ganz subtilen und diskreten Wandel in deiner inneren Welt zu bemerken. Vergleichbar mit dem Wetter, das ständigen Veränderungen unterworfen ist: Düstere Wolken werden irgendwann weiterziehen, so wie schwierige Gefühle weiterziehen und immer wieder neuen anderen und zwischendurch auch schönen Gefühlen Platz machen. Stelle dir vor, es gäbe so viel Raum für deine Gefühle, wie es am Himmel Platz für Wolken gibt.

Achtsamkeit und Mitgefühl schaffen Beruhigung und Sicherheit im Umgang mit unserem Erleben und somit mit uns selbst.

Achtsamkeit ist eine Sichtweise und Haltung gegenüber unserem stetig sich ändernden gegenwärtigen Erleben. Sie ist offen, interessiert und nicht verurteilend.

Mitgefühl dagegen ist eine wohlwollende und engagierte Sichtweise und Haltung gegenüber sich selbst und gegenüber anderen. Mitgefühl will nie verletzen, sondern immer bestmöglich helfen – nicht kurzfristig, sondern nachhaltig.

Im Folgenden schauen wir uns noch etwas genauer an, welche neuen Möglichkeiten sich bei einem achtsamen Umgang mit unseren Gefühlen, inneren Impulsen und Handlungen auftun können. Dann folgt eine Auswahl von Übungen, mit denen du die Achtsamkeit für dein Erleben stärken kannst. Die Absicht dabei ist, durch achtsame Entschleunigung den »Autopiloten«, der unsere Gedanken und unser Verhalten steuert, zu erkennen. Dann nämlich können wir überhaupt erst entscheiden, den Autopiloten auszuschalten und den Umgang mit Gefühlen und Verhalten freier zu wählen.

ABBILDUNG 4 **Wirkung der Achtsamkeit auf den Autopiloten**

Gefühl → **Autopilot** → **Handlung**

↑

Raum und Zeit → **Handlung wählbar**

Es geht darum, neben alten Verhaltensmustern neue Verhaltensmöglichkeiten zu entwickeln, die sich längerfristig günstig auf uns auswirken. Dabei wirst du ältere, eingespielte und automatisch ablaufende Verhaltensmuster nicht gleich stoppen können, insbesondere in Stresssituationen meldet sich der Autopilot gerne zurück. Doch wir können mit der Zeit immer besser lernen, erst einmal abzuwarten und möglichst interessiert zuzuschauen, was gerade in uns vorgeht. Das ist häufig das erste Hilfreiche und Nichtverletzende, was wir tun können.

Das schaffen doch nur Heilige oder Schwindler, die sich selbst etwas vormachen, denkst du jetzt? Schon klar, einfach ist das nicht. Innezuhalten und den Fokus wohlwollend nach innen zu richten, braucht sehr viel Mut. In der CFT sagen wir deshalb, Mut ist der Kern von Mitgefühl.

Das Kapitel »Dem Leben einen Dreh geben« ist ganz dem Thema gewidmet, den Mut zu kultivieren und zu stärken. Dann können wir uns dort, wo es sinnvoll und nötig ist, um uns selbst kümmern.

Die Welt auf Pause stellen: Achtsamkeit üben

Es gibt viele verschiedene Achtsamkeitsübungen, mit denen man das Innehalten trainieren kann. Es gibt solche, die auf einfache Weise im Alltag eingebaut werden können, und andere, mehr formale Übungen für Leute, die einen Flair für Meditation haben. Ich werde beide Formen anhand von drei Übungen vorstellen, mit denen ich bei mir selbst und bei der Arbeit mit Patienten gute Erfahrungen gemacht habe.

Bevor wir starten, erlaube noch ein paar allgemeine Hinweise, um keine falschen Erwartungen zu wecken. Zunächst einmal musst du wissen: Die Absicht wirkt – nicht das Ergebnis! Viele meiner Patienten sind auf der Suche nach Möglichkeiten und Mitteln, die ihnen helfen, *gegen* schwierige Gefühle anzukommen. Sie erhoffen sich verständlicherweise, von solchen schwierigen Gefühlen befreit zu werden. Sie wünschen sich am liebsten eine Wirkung, die vergleichbar mit der eines starken Schmerzmedikamentes ist. Diese Hoffnung muss ich enttäuschen! Wir trainieren Achtsamkeit, um unsere schmerzempfindlichen Punkte kennenzulernen und unsere Wunden und

Narben besser versorgen zu können, und nicht, um Schmerzhaftes nicht mehr zu spüren.

Mentale Grundhaltung

Es hat sich gezeigt, dass die Absicht und Bereitschaft, sich um sich zu selbst zu kümmern, einer der stärksten Wirkfaktoren beim Training von Achtsamkeit ist. Wer dagegen gute Gefühle sucht, läuft Gefahr, in eine selbst gestellte Falle zu tappen. Es empfiehlt sich, dass du sehr ehrlich in diesem Punkt mit dir bist und deine Absicht vor einer Übung sorgfältig überprüfst. Vielleicht kannst du etwas in der Art zu dir sagen:

Alle Gedanken und Gefühle dürfen sein

Wenn ich Achtsamkeitsübungen mache, ist alles, was ich dabei beobachte, in Ordnung. Störende Gedanken oder Gefühle müssen nicht weg. Ich muss mich aber auch nicht an solchen festkrallen. Wenn schwieriges Erleben meine Aufmerksamkeit auf sich zieht, ist das ganz normal. Ich gehe diesem aber nicht intensiver nach und lasse mich nicht in einen Kampf dagegen ein. Es genügt, dass ich es bemerkt habe. Ich lenke meine Aufmerksamkeit einfach sachte wieder auf meinen zuvor gewählten Fokus, z.B. auf meinen Atem, und lasse das Unangenehme so sein, wie es ist. ×

Formale Grundhaltung

Hilfreich ist auch folgende Ausgangshaltung, in die wir bei allen Übungen immer wieder zurückkehren können. Sie bildet eine Art

Rahmen, der uns den für die Übung notwendigen Halt gibt. Sie strahlt zugleich etwas Sanftes, Würdevolles und eine starke Präsenz aus.

Es gehört beim Meditieren dazu, dass wir abgelenkt werden und aus der unten beschriebenen Sitzhaltung »herausfallen«. Mit einem kleinen Teil unserer Aufmerksamkeit können wir stets unsere Haltung im Auge behalten und sie, wenn nötig, wieder korrigieren. Die Sitzhaltung umfasst folgende sechs Punkte:

- Wir sitzen auf den Sitzhöckern.
- Der Rücken ist möglichst gerade und entspannt.
- Das Kinn ist leicht nach unten (Richtung Brustbein) geneigt.
- Die Nase liegt auf einer Linie mit dem Bauchnabel.
- Der Blick ist schräg auf den Boden gerichtet oder die Augen sind geschlossen.
- Wir bringen unsere Aufmerksamkeit für einen Moment auf unsere Atmung und folgen ihrer Bewegung, ohne sie verändern zu wollen.

ABBILDUNG 5 Sitzhaltung

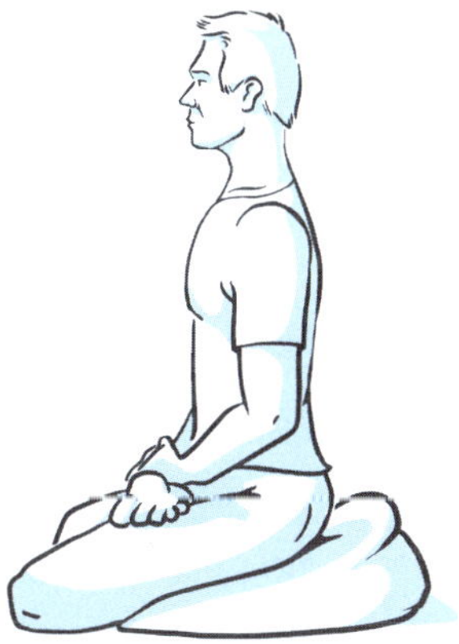

Nachdem du deine Haltung gefunden und deine Aufmerksamkeit für einen Moment auf deinen Atem gebracht hast, beginne mit einer der folgenden Übungen.

Übungen zum Ausprobieren

Alle nachfolgenden Übungen erfordern keinerlei Vorkenntnisse. Es braucht nur einen ruhigen Ort und etwas Zeit.

Wenn solche formalen Übungen für dich neu sind, nimm dir dafür 5 bis 15 Minuten Zeit. Du hast mehr davon, wenn du regelmäßig kurz übst, als wenn du dich übernimmst, das Interesse verlierst und das Meditieren ganz sein lässt.

Die kurze Instruktion für die nächste Übung lautet folgendermaßen:

Unseren ungezähmten Geist anerkennen

Entscheide dich, zu sitzen und sonst nichts zu tun. Erlaube dir, ganz präsent zu sein und zu beobachten, was geschieht, wenn du einfach dasitzt und nichts tust. Vermutlich wirst du überraschend schnell feststellen, dass dein Geist abdriftet, du zu denken beginnst, zu planen und dir Sachen vorzustellen. Vielleicht beginnst du auch, dich zu langweilen, oder wirst müde. Welche Aktivitäten deines Geistes du auch beobachten magst: Immer wenn du feststellst, dass deine Gedanken abgeschweift sind, bringe deine Aufmerksamkeit wieder auf sanfte Weise zum Hiersitzen und Nichtstun zurück. ×

Diese Übung hilft uns, unseren ungezähmten Geist zu beobachten und kennenzulernen.

Zunächst lässt sich entdecken, dass sich unser Geist ohne vorgegebenen Fokus fast automatisch ein Thema sucht und sich mit ihm zu beschäftigen beginnt. Selbst wenn wir uns mit großer Bestimmtheit dazu entscheiden, nichts zu tun, lässt sich unsere geistige Aktivität nicht einfach kontrollieren und stoppen – unser Geist gehorcht uns nicht. Durch Bedürfnis nach Aktivität verlieren wir uns in Gedanken, Vorstellungen, Wünschen, Be- und Verurteilungen.

Das wäre ja alles keine große Sache, wenn sich unser Geist zur Beschäftigung wenigstens mehrheitlich erfreuliche Angelegenheiten suchen würde. Das aber scheint nur selten der Fall zu sein. Unser Geist hat eher eine Tendenz, uns auf Gefahren und Unangenehmes hinzuweisen. Wir spüren, dass das, womit sich unser Geist auseinandersetzt und worauf er sich fokussiert, unsere Emotionen und unseren Körper stark beeinflusst. Und wir erkennen: Worauf wir unsere Aufmerksamkeit lenken, wirkt sich stark auf unser inneres Erleben aus.

Durch die Pause, die Achtsamkeit uns verschafft, bekommen wir die Chance, unseren Geist dahin zu lenken, wohin unsere Aufmerksamkeit gerichtet werden soll. Zum Beispiel auf etwas, was uns beruhigt. Für alle Menschen ist es hilfreich und sinnvoll zu üben, ihren Fokus dorthin zu lenken, wo Selbstberuhigung eintreten kann. Für Menschen mit psychischer Erkrankung wie Sandra und Alex, die sich oft in einem emotionellen Alarmzustand mit ausgeprägten Bedrohungs- und Angstgefühlen befinden, ist es existenziell. Deshalb möchte ich als Nächstes eine Übung vorstellen, bei der durch Beruhigung des Körpers schließlich auch unser Geist seine Ruhe finden kann.

Achtsames Atmen

Finde eine aufrechte und gleichsam entspannte Sitzhaltung, die es dir erlaubt, frei zu atmen. Richte deine Aufmerksamkeit dann sanft auf deinen Atem, auf das Ein- und Ausatmen. Wo spürst du die Bewegung deines Atems am deutlichsten? Sind es deine Nasenflügel, wenn du kältere Luft einatmest und wärmere Luft ausatmest? Oder ist es der

Oberkörper, der sich ausdehnt und zusammenzieht? Oder die Bauchdecke, die sich hebt und wieder senkt?

Lass nun die Atmung langsamer, tiefer und weicher werden. Als Zeichen dafür, wohin dein Atem fließen soll, kannst du deine Hände auf deinen Unterbauch legen. Richte deine Aufmerksamkeit auf die Atempausen zwischen dem Ein- und Ausatmen. Du kannst die Atmung verlangsamen, indem du diese Pausen bewusst ganz sachte etwas ausdehnst – natürlich nur so weit, wie es angenehm für dich ist.

Vertiefen lässt sich deine Atmung, indem du dir vorstellst, wie aus einem vollen Ballon langsam die Luft entweicht – genauso kontinuierlich und langsam kannst du Luft durch deinen Mund ausströmen lassen. Achte dabei darauf, wirklich die gesamte Luft auszuatmen. Eine solche vollständige Ausatmung fällt leichter, wenn du dir erlaubst, ein Ausströmungsgeräusch oder einen Ausströmungston hörbar zu machen.

Es ist ganz normal, dass deine Aufmerksamkeit immer wieder abschweift. Unser Geist ist es gewohnt, sich zu bewegen. Bringe deine Aufmerksamkeit dann jeweils einfach wieder sanft auf deine Atmung zurück und fahre mit der Atmung bis tief in den Unterbauch hinunter fort.

Versuche nun das Ein- und Ausatmen zu einer möglichst weichen runden Atembewegung werden zu lassen, in einem Rhythmus, der dir angenehm ist. Lass dafür die beteiligte Muskulatur möglichst entspannt und weich werden.

Bevor du die Übung abschließt, nimm dir noch einen Moment Zeit, um ohne überhöhte Ansprüche an dich zu beobachten, wie die Antwort deines Körpers auf diese verlangsamte, vertiefte und weiche Atmung aussieht. Was kannst du bemerken? ×

Neben formalen Übungen lässt sich Achtsamkeit auch im Zusammenhang mit alltäglichen Handlungen und Vorkehrungen trainieren.

Suche dir dazu eine oder zwei wiederkehrende Situationen in deinem Alltag aus, die sich speziell für dich eignen, um mit dir selbst kurz in Kontakt zu kommen.

Die ausgewählte Alltagssituation hilft dir, zwischendurch immer mal wieder ein Check-in bei dir selbst zu machen und zu dir zu kommen. Beobachte möglichst unbefangen, offen und nüchtern nur, was in deinem inneren Erleben gerade vor sich geht. Versuche, keine Schlüsse daraus zu ziehen oder etwas aufzubauschen.

Ein Check-in im Alltag kann von viel kürzerer Dauer sein als eine Sitzmeditationen. Sie beansprucht höchstens eine bis zwei Minuten und mit mehr Übung oft nur ein paar Sekunden. Hier geht es vor allem um die regelmäßige Wiederholung den ganzen Tag hindurch.

Hier ein paar Anregungen zur Auswahl von Alltagsituationen, die geeignet sind, Achtsamkeit zu trainieren. Welche günstigen Gelegenheiten bietet dir dein eigener Alltag?

Check-in im Alltag

Übergänge: Pause von einer Tätigkeit zur nächsten: Was geht gerade in dir vor?

Zwischendurch immer wieder auf den Körper achten: Wo sind meine Füße? Was tut mein Atem?

Unterwegs: Was lösen Fußgängerinnen, Skateborderinnen, Fahrradfahrer und Autofahrer und überhaupt der Verkehr bei mir aus?

Alles, was die Sinne anregt z.B. auf Ausflügen, Spaziergängen, bei Gartenarbeit oder beim Essen und Duschen: Düfte, Gerüche, Geräusche, Farben, und Haptisches ✕

ALEX wurde von seinem Therapeuten eingeladen, durch die Übung »Unseren ungezähmten Geist anerkennen« Achtsamkeit zu erfahren und zu trainieren. Er war bereit, sich täglich fünf Minuten Zeit zu nehmen, um sich hinzusetzen und nichts zu tun, außer zu beobachten, was er dabei dachte und spürte.

Bei dieser Übung bemerkte Alex sehr rasch, wie aktiv und schnell seine geistigen Bewegungen waren. Anfänglich bemerkte er vorwiegend und stark seine tiefe Müdigkeit und auch seine verschiedenen körperlichen Schmerzen, besonders an seiner Hüfte. Mit zunehmender Übung konnte er immer deutlicher erkennen, wie oft sich seine Gedanken um solche körperlichen Symptome drehten und wie stark sie ihn im Alltag absorbierten und einschränkten.

Besonders interessant war für ihn die Beobachtung, dass eine äußerst unangenehme innere Unruhe und Anspannung aufkam, wenn seine körperlichen Schmerzen einmal weniger stark im Vordergrund waren. Wichtig war für Alex zu lernen, sich selbst weder für die unangenehmen Wahrnehmungen noch für die Müdigkeit, die Schmerzen oder seine innere Anspannung zu verurteilen. Am besten gelang ihm das, wenn er das Wahrgenommene still für sich kurz benannte und nachschaute, wo es sich im Körper bei ihm gerade am deutlichsten zeigte. So bemerkte er z.B., dass er seine Müdigkeit am deutlichsten als eine drückende Schwere auf seinen Schultern spürte.

Aufgrund seiner ausgeprägten Tendenz, mit sich selbst schnell unzufrieden zu sein, regte er sich rasch und immer wieder über seine ihn blockierenden Symptome – Müdigkeit, Schmerzen, innere Unruhe und Anspannung – auf. Er merkte, dass es ihn erleichterte, wenn er seiner Beobachtung noch einen kurzen, einfachen und akzeptierenden Kommentar hinzufügte, den er anfänglich ein wenig belustigend und komisch fand, der jedoch immer wichtiger für ihn wurde. Wenn also etwas Schwieriges auf seinem inneren Radar auftauchte, benannte und lokalisierte er es so gut wie möglich im Körper und sagte zu sich so etwas wie: »Ich kann im Moment kein bisschen ruhiger, weniger müde oder schmerzfreier sein. So wie es ist, muss es für den Moment gut genug sein!«

Viele der beschriebenen achtsamen Umgangsweisen mit uns selbst sind dir vielleicht neu oder fühlen sich am Anfang sehr fremd an. Sie in unserem Alltag zu leben, ist zugegebenermaßen immer wieder eine große Herausforderung. Gerade wenn das Leben schwierig ist, halten wir uns lieber an dem fest, was wir kennen, selbst wenn das schmerzvoll und nicht gut für unsere psychische Gesundheit ist. Wenn wir aber neue Gewohnheiten wie die Achtsamkeitsübungen regelmäßig trainieren, fallen sie uns mit der Zeit leichter und können uns helfen, uns selbst zu beruhigen. Schon fünf Minuten am Tag sind ein guter Anfang.

Im nächsten Kapitel werden wir ein wenig genauer hinsehen, welche Gegebenheiten unserer menschlichen Natur uns oft Schwierigkeiten bereiten. Unsere Schwachpunkte zu kennen, kann eine große Hilfe dabei sein, dem Leben einen Dreh zu geben.

Das Wichtigste in Kürze

In diesem Kapitel hast du den therapeutischen Ansatz der Compassion Focused Therapy (CFT) kennengelernt. Dieser Ansatz schließt das Wissen mit ein, wie wir Menschen uns entwickelt haben, wo unsere Schwachpunkte aufgrund dieser Entwicklung liegen und was uns für psychische Störungen anfällig werden lässt.

Die CFT fokussiert auf die Entwicklung und Stärkung unseres Mitgefühls. Dieses gibt uns den Mut und die Stärke, uns unseren schmerzhaften Erfahrungen und Empfindungen zuzuwenden und uns um sie zu kümmern, anstatt sie und uns selbst zu bekämpfen, zu verleugnen oder wegzuschieben.

Um neue Sichtweisen und neue Perspektiven kennenzulernen und einzunehmen, kann es hilfreich sein, mit sich selbst abzumachen, dass man sich in Zukunft auf bestmögliche Weise um sich selbst kümmern wird. Und man kann beginnen, sich selbst gemäß der UN-Menschenrechtscharta mit Würde und Respekt zu behandeln.

Die Übung »Flow of Life« macht deutlich, wie wenig wir alle uns selbst in unserem Leben aussuchen können. Gerade die Entwicklung einer psychischen Erkrankung sucht sich niemand selbst aus, deshalb trägt auch niemand Schuld an einer solchen. Dennoch können wir für unsere psychische Gesundheit Verantwortung übernehmen und dafür unserem Leben und Verhalten einen Dreh in die Richtung geben, die unseren Werten entspricht.

Als Erstes müssen wir dazu wissen, was alles auf unserer inneren Bühne geschieht. Achtsamkeit für unser inneres Erleben schafft Entschleunigung und hilft uns, uns besser kennenzulernen. Achtsamkeit lässt sich einfach und praktisch lernen. Damit du ausprobieren kannst, was dir zusagt, beinhaltet dieses Kapitel drei verschiedene Möglichkeiten, Achtsamkeit zu trainieren.

Emotionen und unsere verletzliche Natur begreifen

»Es ist nicht immer leicht, aber es ist immer möglich.«

KELLY G. WILSON

Unser Geist bringt neben unvergesslich Schönem und abgrundtief Schwierigem auch viel Belangloses hervor. Das kannst du vermutlich jeden Tag bei dir selbst beobachten.

Im Wesentlichen findet unser wechselhaftes inneres Erleben in unserem Körper und in unseren Gedanken und Gefühlen statt. Wir haben einen Körper, der mit einem Nervensystem ausgestattet ist, das unterschiedliche Gefühle, Gedanken, Erinnerungen, Wünsche und Vorstellungen hervorbringen kann. Dabei beeinflussen sich körperliche und psychische Prozesse fortlaufend gegenseitig. Manchmal nehmen wir unsere inneren Prozesse wahr, oft aber sind wir vor allem mit Äußerlichem beschäftigt und haben wenig Sinn für unser Inneres.

In diesem Kapitel werden wir uns damit beschäftigen, wie es möglich ist, dass innere Prozesse uns so sehr belasten und überfordern können, dass sie uns regelrecht aus der Bahn werfen – mit einer Wucht, dass immerhin jeder vierte Mensch auf der Welt einmal im Leben eine psychische Störung erleidet (WHO 2001).

Was macht uns psychisch derart verletzlich und anfällig? Hierzu liegt eine Vielzahl fundierter wissenschaftlicher Erkenntnisse vor. Diese können bei der Entwicklung größerer innerer Flexibilität helfen und so die mentale und körperliche Gesundheit stärken. Dieses Kapitel gibt dir einen Überblickt über die verletzlichen Stellen unserer Seele. Weiter findest du hier zentrale Hinweise, worauf wir achten müssen und was wir tun können, um unsere psychische Gesundheit zu fördern.

Eine erste Herausforderung für unsere mentale Gesundheit liegt in der Regulierung unserer Emotionen, eine zweite in der Störanfälligkeit unseres komplexen Nervensystems und eine dritte in der Verletzlichkeit unseres Bindungssystems.

Ach was, jetzt soll ich mich auch noch mit Neurobiologie beschäftigen?, denkst du vielleicht. Keine Sorge, du brauchst kein Biologie-Nerd zu werden und wirst auch ohne Vorkenntnisse sehr gut mitkommen! Die drei Bereiche sind eng miteinander verwoben und jeder spielt eine bedeutsame Rolle für unsere psychische Stabilität. Immer wieder erlebe ich, wie Patientinnen und Patienten durch ein genaueres und tieferes Verständnis dieser Zusammenhänge sich selbst mit ihrem inneren Erleben besser begreifen und sich endlich einmal normal und wie ein Mensch fühlen. Das schafft Erleichterung und ermöglicht es, rigide Muster aufzulockern und dort, wo es wichtig ist, einen neuen freieren und gesünderen Umgang mit sich selbst zu entwickeln.

Lass uns als Erstes entdecken, wie wir den Umgang mit unseren Emotionen erleichtern können, wenn wir wissen, was sie uns sagen wollen.

Wozu haben wir Emotionen?

Wir Menschen verfügen – genauso wie andere Lebewesen – über tief im Körper und seinen biologischen Funktionen verankerte Motive. Ich nenne sie daher gerne ursprüngliche Motive. Das prägnanteste und auffälligste Motiv darunter ist, unser Überleben zu sichern und zu schützen. So haben wir die Möglichkeit entwickelt, blitzschnell, instinktiv und heftig auf Bedrohung zu reagieren. Der Antrieb, uns aufzumachen und in die Welt aufzubrechen, wie auch der Anreiz, einen Partner oder eine Partnerin zu finden, sorgen dafür, dass wir uns mit Nahrungsmitteln versorgen und fortpflanzen. Ein tief verankertes Bedürfnis nach Verbundenheit veranlasst uns, Kinder und Enkel zu umsorgen und alles zu tun, um das Überleben und Wohlergehen von Familie und Freunden zu sichern.

Verschiedene Gefühle unterstützen uns im Verfolgen dieser überlebenssichernden, archaischen Motive. Gefühle sind ursprüngliche, innere Reaktionsweisen, um diese Motive zu stärken. Angst, Ärger und Ekel regen beispielsweise ein möglichst schnelles und unmissverständliches Selbstschutzverhalten an. Wir vermeiden gefährliche Situationen und spucken verdorbenes Essen reflexhaft wieder aus. Neben unseren Sinnen liefert unser Nervensystem uns durch Gefühle, Stimmungen und Körperempfindungen fortlaufend Informationen darüber, was um uns und mit uns passiert und bedeutungsvoll für uns sein könnte. In ihrer ursprünglichen Funktion helfen Gefühle uns also, schnell, aktiv und eindeutig auf das Leben zu reagieren.

Der nebenstehenden Abbildung 4 kannst du entnehmen, welche ursprünglichen Funktionen mit Emotionen in Verbindung gebracht werden.

Emotionen haben die Funktion eines inneren Navigationssystems. Sie sind in unserer Natur angelegt und wir benötigen sie, um uns orientieren und zurechtfinden zu können.

Vielleicht hast du an dieser Stelle Einwände und findest deine Gefühle hauptsächlich belastend und nicht gar nicht hilfreich. Vielleicht wunderst du dich, dass sie einen Sinn haben sollen. Doch das haben sie! Aber bevor ich darauf näher eingehe, darf ich nachfragen: Wer hat dir denn wirklich gezeigt und vorgelebt, wie du mit Gefühlen am besten umgehen kannst? Und zwar so, dass sie dir auch langfristig helfen?

ABBILDUNG 6 Gefühle und ihre ursprünglichen Funktionen und Motive (nach IRONS 2019, S. 27)

Angst	Weist auf eine mögliche Gefahr hin Motiviert, sich durch Flucht, Kampf oder Totstellreflex zu schützen
Ärger	Verweist auf mögliche Verletzungen von sich oder anderen, z. B. Verletzung der Würde, Hindernisse auf dem Weg zu wichtigen Zielen, Ungerechtigkeiten Kommt mit viel Energie und motiviert, aufzustehen, sich einzusetzen, durchzusetzen und zu kämpfen
Scham	Signalisiert, dass Verhalten zu Zurückweisung oder sozialem Ausschluss führen könnte Motiviert zu Verhaltensweisen, die Dazugehörigkeit sichern sollen, indem man z.B. versucht, anderen zu gefallen und Konflikte zu vermeiden
Schuld	Signalisiert, dass ein Verhalten andere oder einen selbst verletzt hat Geht einher mit einer gewissen Empathie und Motivation, möglichen Schaden zu kompensieren, in Zukunft zu verhindern und sich zu »entschuldigen«
Traurigkeit	Verweist auf einen Verlust und den Bedarf nach Trost und Verbundenheit mit anderen, um sich zu beruhigen und zu stärken Es kann sich um äußere Verluste handeln, wie den eines Partners, Kindes oder Jobs, oder um innere Verluste, wie den der eigenen Gesundheit.
Ekel	Signalisiert etwas Bedrohliches, Giftiges oder Ungesundes Veranlasst dazu, sich in Sicherheit zu bringen oder sich von etwas zu befreien, z. B. durch Erbrechen
Freude	Zeigt, was bedeutungsvoll und wertvoll für jemanden ist Regt an, sich weiter in diese Richtung zu bewegen und zu engagieren
Zufriedenheit und Beruhigung	Zeigen Sicherheit an, ermöglichen zu entspannen, sich zu erholen und zu regenerieren Sind die Voraussetzung für ein Gefühl tiefer Verbundenheit mit sich selbst, mit anderen und mit der Welt

Ein erster großer Stolperstein beim Umgang mit dem Navigationssystem der Gefühle ist, dass wir nicht vertraut mit ihm sind und es schlicht nicht gelernt haben, es zu nutzen. Die meisten von uns sind in einer Umgebung aufgewachsen und groß geworden, die einen wenig bewussten Umgang mit Gefühlen pflegte. Ohne Interesse, entsprechende Kenntnisse und erworbene Fähigkeiten im Umgang mit Emotionen erscheinen diese oft sehr widersprüchlich und verwirrend, und wir verstehen ihren Sinn – und letztlich auch uns selbst – nicht wirklich.

Einige ursprüngliche lebenswichtige Reaktionsweisen passen nicht mehr in unsere Zeit, sie können aber leider nicht einfach ausgeschaltet werden. Denke z.B. an Menschen, die im völligen Überfluss leben und gleichzeitig von materiellen Verlustängsten oder gar von Existenzängsten getrieben nicht zur Ruhe kommen können und immer noch mehr und mehr Güter horten müssen. Oder vergegenwärtige dir, wie winzige, völlig harmlose Spinnen und Insekten Menschen panisch reagieren lassen können, so als ob es sich um Dinosaurier handeln würde. In beiden Beispielen spielt das tief verankerte ursprüngliche Motiv, sich in Sicherheit zu bringen, eine große Rolle, aber die Reaktionen wirken objektiv gesehen völlig überzogen. Irritierenderweise können Ängste oder Ärger getriggert werden, ohne dass wir mit einer realen Bedrohung konfrontiert sind. Starke Ängste oder großer Ärger können so unser Verhalten einengen und einschränken.

In unserem Alltag müssen wir lernen, mit einem Alarmsystem zurechtzukommen, das schon bei leisen Anzeichen reagiert und superschnell ist. Dazu kommt, dass seine Reaktionen wenig differenziert und sehr emotional sind. Früh, schon als Kinder entwickeln wir unbewusst unterschiedliche Strategien, um damit umzugehen. Einige Methoden erweisen sich auch langfristig als günstig, während andere unsere spätere Entwicklung mehr behindern, einschränken oder sogar schädigen.

Hilfreich im Umgang mit störenden Emotionen ist, sich nach ihrer ursprünglichen und eigentlichen Funktion zu fragen. Wir sollten herausfinden, auf was Gefühle ursprünglich hinweisen wollen, denn das ist nicht immer offensichtlich. Wenn es gelingt, können wir nicht nur unsere Emotionen, sondern auch uns selbst besser begreifen und müssen unsere Gefühle nicht als Fehler verurteilen. Je besser wir den ursprünglichen Sinn unserer Gefühle verstehen, desto weniger Unbehagen und Ängste bringen sie mit sich. Und wir können beginnen, mehr Gefühle bewusst wahrzunehmen und uns wirkungsvoll um sie zu kümmern.

Das Kontinuum von Emotionen

Gefühle sind nicht immer gleich. Ihre unterschiedlichen Intensitäten und Nuancen sind für uns sehr bedeutungsvoll. Eine kleine Verstimmung ist nicht dasselbe wie rasende Wut, und Zorn ist nicht dasselbe wie Hass. So wie Musik von unhörbar leise bis ohrenbetäubend laut sein kann, verhält es sich auch mit der Intensität unserer Emotionen. Erst müssen sie eine gewisse Stärke entwickeln, damit wir sie überhaupt wahrnehmen können. Dann kommt ein mittlerer Bereich, in dem Gefühle deutlich wahrgenommen werden und als Navigationssystem genutzt werden können. Wenn die Intensität jedoch weiter ansteigt, übertreten sie irgendwann die Schwelle ihrer Steuerbarkeit. Dann überfluten sie uns und verleiten uns aus dem ihnen zugehörigen Handlungsdrang heraus leider oft zu destruktivem Verhalten. Zu spät merken wir, dass wir etwas besser nicht so schnell und unüberlegt hätten sagen oder tun sollen.

ABBILDUNG 7 **Wahrnehmung von Gefühlen**

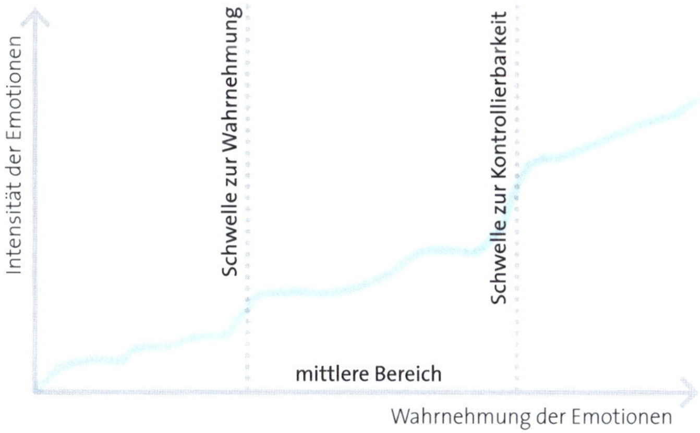

Je breiter unser mittlerer Toleranzbereich ist, desto mehr Möglichkeiten haben wir im Umgang mit unseren Gefühlen und umso umsichtiger und freier wird unser Verhalten. Wir können uns dazu entschließen, uns auf diesem Kontinuum auskennen zu wollen, um diesen wichtigen mittleren Bereich gezielt auszudehnen.

Erinnerst du dich an Sandras Abmachung mit sich selbst? Sandra hatte beschlossen, ihre Gefühle nicht länger als Fehler oder Feinde anzuschauen, sie wegzuschieben und zu ignorieren. Besonders herausfordernd war dabei für sie, dass sich ihr gesamtes emotionelles Erleben entweder vorwiegend auf der linken Seite des Spektrums abspielte, wo sie nichts wahrnehmen konnte, oder ganz rechts, wo sie von Emotionen richtiggehend überschwemmt wurde. Mit dem mittleren Bereich des Intensitätsspektrums musste Sandra erst bekannt und vertraut werden. Sie musste die Erfahrung erst machen, dass Emotionen eine tolerierbare Stärke haben können.

SANDRA hatte in ihrer Kindheit mit ihren Emotionen weitgehend allein zurechtkommen müssen. Der schmerzliche körperliche und seelische Missbrauch, den sie erlitten hatte, führte zu sehr hohem emotionellem Druck. Als Kind entwickelte sie in der Folge Methoden, um solchem Druck zu entfliehen. Sie flüchtete z.B. in einen Zustand, in dem sie wie aus sich heraustreten und wie von außen auf sich selbst schauen konnte, ohne dabei direkt etwas zu fühlen. In solchen Zuständen war sie wie narkotisiert. Diese Methode half ihr kurzfristig, ihren Schmerz nicht spüren zu müssen.

Als dieser Zustand jedoch über längere Zeit anhielt, hatte das sehr unangenehme und gravierende Folgen. Durch eine immer stärker werdende Verunsicherung, Verzweiflung und Not darüber, dass sie nicht mehr wusste, wer sie denn nun eigentlich wirklich war, entstand neuer Druck. Dieser quälte sie mindestens so sehr, wenn nicht noch mehr als der tiefe Schmerz des Missbrauchs.

An diesem Punkt angelangt, musste Sandra irgendetwas unternehmen, um sich selbst wieder zu spüren. Um wieder zu wissen, wer sie ist, schreckte sie mehrere Jahre nicht vor den krassesten Selbstverletzungen zurück. Diese schmerzten sie körperlich zwar sehr, aber immerhin war für den Moment Ruhe und geklärt, wer sie vermeintlich war: eine kleine schmutzige, wertlose und zu nichts fähige Schlampe, die nichts anderes verdient hatte als Schmerz, Schmerz und noch mehr Schmerz. Solcher Selbsthass triggerte weitere heftige Gefühlsstürme mit tiefer Verzweiflung, starken Vernichtungsängsten und einer eiskalten Einsamkeit. Sandra wurde von ihren Emotionen regelrecht durchgeschüttelt. Um dieser Gefühlsflut zu entfliehen, schluckte und fraß sie so ziemlich alles in sich hinein, was gerade griffbereit war. Am Schluss fegten diese Fressattacken wie ein Orkan über sie hinweg und ließen sie in einer riesigen verwüsteten Landschaft zurück.

Man kann die innere Logik von Sandras Bewältigungsstrategien wirklich sehr gut nachvollziehen. Solange ihre Emotionen für sie zu angsteinflößend, überwältigend und schmerzhaft waren, konnte sie sich einzig durch das Vermeiden dieser Emotionen vorübergehend schützen und retten. Wie mutig war Sandras Entscheidung, ihren Gefühlen Raum zu geben, um sich mit ihnen auseinanderzusetzen!

Es war ein langwieriger und steiniger Weg mit vielen Rückschlägen, bis Sandra schließlich lernte, ihre Emotionen zu regulieren und sich selbst zu beruhigen. Ganz wichtig dabei war es zu lernen, Emotionen bereits auf einem feinen und »leisen« Spektrum wahrzunehmen und zu benennen. Selbstberuhigung und Verhaltenssteuerung sind bei schwachen Gefühlen sehr viel einfacher als bei intensiven.

Um schon subtile Gefühle zu bemerken, brauchte Sandra die Bereitschaft zu lernen, wie sie ihr inneres Erleben sorgfältig beobachten und mit sich selbst in Kontakt treten kann. Genau diese Bereitschaft wurde durch Sandras Abmachung gefestigt. Sie war bereit, einen neuen, offeneren Umgang mit ihrem inneren Erleben zu finden – ihren starken Widerwillen, ihren Ekel und das Unbehagen davor und vor sich selbst eingeschlossen. Es leuchtete ihr ein, dass es für ihre Gesundheit das Richtige war und sie im Grunde nichts zu verlieren hatte.

Die Furcht vor Gefühlen

Im Allgemeinen versuchen Menschen, schwierigen und unangenehmen Emotionen mit ausgefeilten, meist eingeschliffenen Verhaltensweisen aus dem Weg zu gehen. Sie haben – oft unbewusst – ganz verschiedene Ängste, warum sie mit großem Aufwand schwierige Gefühle vermeiden:

- Angst vor Kontrollverlust, sie fürchten, durch Emotionen regelrecht überschwemmt oder weggeschwemmt zu werden;
- Angst, durch Emotionen vernichtet und umgebracht zu werden;
- Angst vor Fragmentation, sie fürchten auseinanderzubrechen;
- Angst vor einem dissoziativen Ausnahmezustand, sie fürchten, dabei die Kontrolle über sich zu verlieren;
- Angst vor schwierigen, destruktiven, selbstverletzenden Persönlichkeitsanteilen, einem inneren »Diktator«, der das Kommando übernimmt oder gar davor warnt, sich mit seinen Problemen zu konfrontieren, denn alles werde dadurch nur noch schlimmer werden;
- Angst vor Panik-, aber auch vor Betäubungsreaktionen und dem Einsetzen des Totstellreflexes.

? Welche Gefühle fürchtest du am meisten? Auf welche Weise versuchst du schwierige, dir unangenehme Gefühle zu umgehen? Welche Strategien hast du dazu entwickelt?

Ich frage dich nicht, um ein Fehlverhalten zu entlarven und dich zu kritisieren! Wir alle haben unsere Vermeidungsstrategien. Früher haben sie uns geholfen, klarzukommen mit uns und unserer Umgebung. Doch stimmt das heute noch?

Ich möchte dir die Möglichkeit geben, dir auf behutsame Weise näherzukommen. Mit den eigenen Emotionen und dem eigenen Vermeidungsverhalten vertraut zu sein, bietet große Vorteile!

? Welcher Typ Vermeidung passt am besten zu dir?

- Kopf in den Sand stecken (Ignorieren)
- Rückzug (Isolation)

- Ablenkung durch Aktivismus (Achtung: Burn-out-Gefahr)
- Die Biene: von einem zum nächsten
- Aggression gegen sich selbst oder andere
- Andere oder sich selbst belügen
- Betäubung durch Konsumverhalten und Drogen

Vielleicht hast du ja noch andere Strategien?

EXKURS zum Unterschied von Gefühlen, Emotionen und Affekten

In diesem Buch begegnest du insbesondere den beiden Begriffen »Gefühle« und »Emotionen« häufig und abwechslungsweise. Sie spielen eine zentrale Rolle für unsere mentale Gesundheit.

Oft werden die Begriffe – wie auch in diesem Buch – fast wie Synonyme verwendet. Genau genommen bedeuten sie jedoch nicht ganz dasselbe. Eine gängige Unterscheidung ist, dass unter Emotionen die Reaktionen des ganzen Menschen, also auch sein Denken, seine körperliche Resonanz und begleitende Energien verstanden werden, während Gefühle bloß die wahrgenommene Empfindung auf einen Reiz hin bezeichnen. Gefühle geschehen und bleiben mehrheitlich in unserem Inneren und sind somit Privatsache. Emotionen dagegen drücken sich typischerweise auch nach außen hin aus, sind für andere Leute wahrnehmbar und bekommen dadurch öffentlichen Charakter. Denke nur an die tiefen Emotionen, die beispielsweise durch gute Musiker und Musikerinnen und andere Künstler vermittelt werden. Unser konkretes Verhalten, unser Tun und Reden spielt sich sogar vollständig im öffentlichen Raum ab.

Von Gefühlen und Emotionen kann man noch etwas Weiteres abgrenzen, den Affekt. Unter einem Affekt versteht man eine meist kurze, vorübergehende und starke Gemütserregung oder Gefühlswallung. Diese wird durch äußere oder innere psychische Vorgänge ausgelöst. Affekte gehen oft mit einer verminderten Kontrolle über das Verhalten einher, was sogenannte Affekthandlungen begünstigt. Typische Beispiele für Affekte sind Zorn und Hass, aber auch Freude.

Harte Schale – weicher Kern: Gefühle hinter Gefühlen erkennen

Eine spannende und wichtige Eigenheit von Gefühlen ist ihre oft schichtenweise Manifestation. Hinter einem Gefühl verbergen sich häufig mehrere andere. Besonders wenn es darum geht, unser verletzbares Wesen zu schützen, können wir eine harte Schale entwickeln und Emotionen in den Vordergrund treten lassen, die für Abstand zu anderen Menschen sorgen. Insbesondere Ärger und Wut, aber auch Gefühlskälte können eine sehr unmittelbare, direkte, harte und schützende Schalenfunktion übernehmen; sie halten andere Leute auf Distanz.

Meistens verbirgt sich jedoch hinter der Schale ein verwundeter Kern, der berücksichtigt, wahrgenommen und ernst genommen werden möchte. Menschen, die in ihrer Kindheit traumatisiert oder vernachlässigt worden sind, haben oft nie erlebt, dass sie in ihrer Verletzlichkeit gesehen und respektiert werden. Dann ziehen sich weiche, sensible, verwundbare und durch und durch gesunde Persönlichkeitsanteile immer weiter zurück und verstecken sich hinter einer gut isolierenden und oft steinharten, aber schützenden Schale. Diese harte Schale kann sich durch ausgeprägte Selbstentwertung, Selbstablehnung, tiefes Misstrauen und eine starke Ambivalenz gegenüber anderen zeigen.

Manche Menschen mit einer über die Jahre verfestigten harten Schale vergessen ganz, dass sich dahinter auch noch ein weicher Teil befindet. Der Zugang zu diesem Teil ihrer Persönlichkeit wurde aus Sicherheitsgründen blockiert. Doch solche Sicherheit ist vielfach wackelig und brüchig. Für die eigene psychische Gesundheit ist es entscheidend, sich im Zusammenhang mit seinen Verletzungen gesehen, gehört, wahrgenommen und angenommen fühlen zu können – wenigstens einmal von irgendwem.

Um sich gut um sich kümmern zu können, ist es wichtig, in Verbindung mit seinem weichen, verletzbaren Teil treten zu können. Das erfordert bei großer Angst vor schmerzhaften Gefühlen und Verletzungen viel Mut, ist aber wichtig, um gesund zu werden. Die Alternative, nämlich unter einer zunehmend verkrusteten harten Schale isoliert und unverstanden zu bleiben, ist weder rosig noch heilsam.

Schauen wir im Folgenden in ein Therapiegespräch hinein und beobachten, wie es Alex gelungen ist, hinter seine gefühllose Fassade zu blicken:

ALEX' scheinbare Ergebenheit in sein Schicksal wies bei genauerem Hinsehen mehrere brüchige Stellen auf. Es zeigte sich mehr und mehr eine innere Unruhe, die von Atemschwierigkeiten, einer erhöhten Pulsrate und einem zittrigen inneren Gefühl begleitet wurde.
Der Therapeut fragte ihn wiederholt nach den Gefühlen, die sich hinter der Unruhe verbergen könnten. »Ich finde es wirklich schlimm, dass meine Frau so jung sterben musste!«, antwortete Alex anfänglich darauf. Der Therapeut gab sich damit jedoch nicht ganz zufrieden. »Oh ja, das finde ich auch, seine geliebte Partnerin so jung zu verlieren, ist etwas vom Schlimmsten, was wir erleben können! Es ist wirklich sehr schlimm! Und was für ein Gefühl begleitet Sie denn jetzt bei diesen Gedanken und den körperlichen Missempfindungen?«

»Ach, Sie fragen schon wieder nach meinen Gefühlen! Ist denn ›schlimm finden‹ etwa kein Gefühl? Ich habe Ihnen doch schon so oft gesagt, dass ich mich mit Gefühlen nicht auskenne. Muss ich denn dabei etwas fühlen?«

Nach einer längeren Pause, in der beide schwiegen, ermutigte der Therapeut: »Angenommen, ein wichtiger lieber Freund von Ihnen hätte, wie Sie, seine noch junge Frau verloren und würde Ihnen im Vertrauen offen erzählen, wie schlecht es ihm geht – welche Gefühle würden Sie denn bei ihm erwarten?«

Nach langem Zögern und ganz leise flüsterte Alex: »Er wäre traurig.« Seine Unruhe wurde deutlich stärker und er seufzte mehrmals tief.

Der Therapeut sah diese Reaktionen und fragte interessiert nach: »Sehe ich das richtig, bei Ihnen scheint das jetzt gerade aber keine Traurigkeit zu sein?«

»Nein, ich habe jetzt mehr das Gefühl, gleich davonlaufen zu müssen. Können wir über etwas anderes sprechen?«

»Ja selbstverständlich, gleich! Wäre es möglich, nur noch für einen winzigen Moment gemeinsam hier zu verweilen und verstehen zu wollen? Ich glaube, das, was bei Ihnen gerade geschieht, ist von großer Wichtigkeit und verdient es, gesehen zu werden.« Nachdem Alex einverstanden war, fuhr der Therapeut fort: »Könnte der Impuls, davonlaufen zu müssen, vielleicht eine Art Angst sein? Vielleicht eine Angst vor einer tiefen Trauer?«

Alex konnte an dieser Stelle im Gespräch zum ersten Mal bewusst seine Gefühle in Echtzeit wahrnehmen. Er konnte sie nicht mehr wegschieben und verbergen und meinte schließlich: »Ja, da gibt es extreme Ängste davor, alles nicht aushalten zu können und zusammenzubrechen.« Zu seiner eigenen Überraschung brachten der Mut und die neu gewonnenen Erkenntnisse gar nicht mehr Traurigkeit mit sich, sondern eine kleine und angenehme Erleichterung.

ABBILDUNG 8 **Alex' Gefühlsschichten**

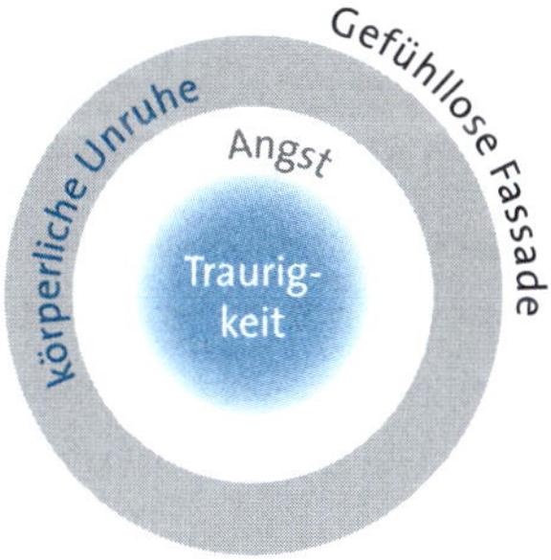

Gefühlsvermeidung wie bei Alex oder sozialer Rückzug und Selbstverletzung wie bei Sandra haben den beiden in ihrer Vergangenheit geholfen, sich emotionell zu regulieren und mit dem Leben so gut wie möglich klarzukommen.

Die eigene Verletzlichkeit hinter einer Schale oder Fassade zu verbergen ist eine Sicherheitsstrategie, also eine Fähigkeit und kein Fehler.

Wir alle tragen alte Verhaltensmuster in uns, die uns früher geholfen haben, schwierige Situationen zu meistern. Es kann sein, dass wir irgendwann merken, dass wir mit dem gleichen Verhalten, das uns früher größtmögliche Sicherheit bot, heute mit dem Kopf gegen die Wand laufen. Dann sind wir konfrontiert damit, dass ein altes Sicherheitsprogramm nicht mehr funktioniert und ein »Update« benötigt.

Eine solches Update, das ausnahmslos allen Menschen guttut und für Menschen mit einer psychischen Problematik besonders relevant ist, beinhaltet den Wechsel zu einem freundlichen und warmherzigen Umgang mit sich selbst.

EXKURS zum Unterschied zwischen Gefühlen, Handlungsdrang und Verhalten

Schon klar, denkst du vielleicht? Doch so einfach ist es im Alltagstrubel eben nicht, das alles auseinanderzuhalten. Besonders wenn wir aus Gewohnheit mit »Autopilot« funktionieren, laufen Verhaltensmuster oft so unbewusst, schnell und automatisch ab, dass wir keine Unterschiede bemerken. Auszuwählen zu lernen, wann wir welche Gefühle lieber für uns behalten und wann wir etwas nach außen hin offenbaren möchten, ist für uns alle eine Befreiung.

Zu unserem Glück sind wir nicht gezwungen, unsere Gefühle ständig der Welt zeigen oder im Gegenteil für uns behalten zu müssen. Oft benehmen wir uns aber so, als wäre es so. Die Konsequenzen aus unbedachten impulsiven Handlungen sind oft ungewollt und bitter für uns. Sie können in noch tieferen seelischen Schmerz führen und bereits bestehende psychische Belastung erheblich verstärken.

Ein großer Schritt hin zu flexiblerem und für deine mentale Gesundheit günstigerem Verhalten besteht darin, einen messerscharfen Unterschied zwischen deinen Emotionen und deinem Verhalten zu machen. Es hilft, sich bewusst zu werden, dass Gefühle privat und für sich betrachtet nie falsch sind, das Verhalten aber öffentlich ist und sich immer wieder mal als falsch herausstellen kann.

Dass ich nicht der Meinung bin, dass kontrolliertes Verhalten eine einfache Sache ist, illustriert hoffentlich meine folgende eigene kurze Geschichte. Hier ist es mir gar nicht gelungen, mich zu beruhigen. Ich habe mich von Emotionen hinreißen lassen und mich nicht mehr so verhalten können, wie ich es gern getan hätte. Das Resultat meines Verhaltens war alles andere als beabsichtigt, sondern belastend für mich und meine Nachbarn. Glücklicherweise darf auch ich meine Persönlichkeitsentwicklung weiter vorantreiben und aus Fehlern lernen.

ICH kam nach einem anstrengenden Arbeitstag nach Hause und bemerkte, dass unser Nachbar Vorbereitungen traf, um mit seiner großen Familie und Freunden an einem dieser letzten lauen, schönen Sommerabende zu grillen. »Immer dasselbe mit ihrem Besuch, parkieren einfach auf unseren Besucherplätzen!«, zeigte sich ein erster feiner, zickiger Ärger.

Später während des Nachtessens wurde die Unzufriedenheit stärker und Zorn stieg in mir auf: »Wie viel haben die sich heute denn zu erzählen! Wollen die etwa noch den ganzen Abend so viel und laut kichern?« Ich konnte beobachten, wie sich ein immer übleres Gemisch aus bösen Vorstellungen über meine Nachbarn und Grübeleien über meine eigene Kleinherzigkeit entwickelte. Ärger und Besorgtheit um meinen Schlaf und Angst davor, peinlich auszusehen, wenn ich um Ruhe bitten gehen würde, quälten mich abwechslungsweise und machten mich handlungsunfähig und ohnmächtig. Ich kam mir kleinlich und blöd vor und fand kein Mittel, um mich wirklich zu beruhigen. Ich verbarrikadierte mich schließlich in meinem Schlafzimmer und wartete lange ab in der Hoffnung, dass die Party bald ein Ende finden würde. Anstatt mich viel früher am Abend mit einem Bier zu den Nachbarn zu gesellen und mit ihnen auf diesen letzten warmen Sommerabend anzustoßen, wälzte ich mich griesgrämig in meinem Bett hin und her.

Die Nachbarn hätten mich gewiss ohne zu zögern willkommen geheißen. Bestimmt hätten sie Rücksicht auf mich genommen, nachdem ich mich verabschiedet und Gute Nacht gewünscht hätte. Ich wartete viel zu lange! So lange, bis ich schließlich meine Emotionen nicht mehr aushalten konnte und ein wilder Handlungsdrang mich aus dem Bett riss, um bei den Nachbarn Sturm zu läuten.

Nachher war es schlagartig sehr ruhig – aber leider war damit den Nachbarn auch die ganze Freude an dem schönen Abend genommen. Du kannst dir sicher vorstellen, wie mies ich mir jetzt erst recht vorkam und wie sehr ich mich schämte. Trotz der Ruhe draußen fand ich diese Nacht weder einen guten Schlaf noch Erholung. – Aus lauter Angst davor, peinlich und kleinlich auszusehen, hatte ich so lange zugewartet, bis mein Ärger über die Schwelle der Steuerbarkeit hinauswuchs und ich blindlings, ohne die Folgen abzuwägen, meinem Handlungsdrang folgte.

Vielleicht hast du ähnliche Erfahrungen auch schon gemacht: Manchmal steigern wir uns derart in negative Vorstellungen hinein, dass wir den Abgleich mit der Realität versäumen. Im nächsten Abschnitt erfährst du, warum wir so leicht in Grübeleien und in vernichtenden Abwärtsspiralen versinken. Es hat mit unserer Vorstellungskraft zu tun.

Der Negativitätsbias unseres Gehirns

Die Entwicklung und die Vernetzung des jüngsten Teils unseres Gehirns, des präfrontalen Kortex – er befindet sich direkt hinter der Stirn –, stärkten unser Vorstellungsvermögen und brachten die faszinierende Möglichkeit hervor, über andere und uns selbst nachdenken zu können. Geschickt genutzt, können diese beiden Fertigkeiten eine unglaubliche Kraft und ein großes konstruktives und kreatives Potenzial entfalten, ohne das es weder Bücher und Filme noch das Internet gäbe. Es gibt jedoch auch eine destruktive Seite.

Da unser Vorstellungsvermögen mit der Fertigkeit der Selbstreflexion gekoppelt ist, werden aus Gedanken über uns und andere rasch feste

Vorstellungen, und die sind gerade in Bezug auf die eigene Person oft übermäßig kritisch. Zwar denken manche Menschen sehr wohlwollend und fürsorglich an sich, einer Mehrheit von uns fällt es jedoch viel einfacher, Mitgefühl für andere aufzubringen als für sich selbst.

Negative Vorstellungen über Selbstmitgefühl hängen oft mit negativen Gedanken über uns selbst zusammen wie:

- Wenn ich zufrieden mit mir bin und mich selbst mag, lasse ich mich gehen, strenge ich mich nicht mehr an und verliere so, was mich hält.
- Mir Freundlichkeit und Mitgefühl vorzustellen, berührt mein verletztes Selbst so sehr, dass es mich zu traurig, deprimiert und einsam macht.
- Ich verdiene keine freundliche Fürsorge, kein Mitgefühl, keine Liebe.
- Selbstfürsorge ist für Weichlinge und Nichtsnutze, so was brauch ich nicht.

Leider können auch düstere Vorstellungen und Grübelschleifen sehr überzeugend wie eine objektive Wahrnehmung erscheinen. Sie führen zu körperlichen Stressreaktionen und Symptomen, auch wenn der Auslöser ein Gedanke ist, der nur in der eigenen Vorstellung existiert. Eine kleine Übung kann verdeutlichen, wie stark unser Körper auf eine Vorstellung reagiert.

Die Zitrone

Stelle dir vor, du nimmst eine Zitrone in die Hand und riechst an ihr. Schließlich halbierst du sie und schneidest einen Schnitz heraus. Gemächlich führst du diesen zunächst zu deiner Nase und beschnupperst ihn ein wenig. Wie ist das?

Nun bewegst du das Stück Zitrone in Richtung Mund, bis du schließlich herzhaft hineinbeißt. – Was löst diese Vorstellung bei dir aus? Wie reagiert dein Körper und was genau kannst du bei dir beobachten?

Nun stellen wir uns noch etwas anderes vor:

Wie verhält sich die Sache, wenn du dir ausmalst, wie du nach einem Fastentag dein Lieblingsessen serviert bekommst, es auf dem Tisch vor dir steht? Was geschieht, wenn du es genauer anschaust und den köstlichen Duft riechst? Gibt es einen Unterschied zur Zitrone? ×

Ist es nicht erstaunlich, wie stark der Körper reagiert, obwohl wir im Moment nicht wirklich etwas essen?

Unsere Vorstellungen haben eine kaum zu überschätzende Wirkung auf unseren Körper und auch auf unsere Emotionen. Auch Menschen, die meinen, dass sie keine Fantasie haben, gelingt es, gedanklich in die Zitrone zu beißen und in der Regel deutliche Reaktionen bei sich zu beobachten.

Ich hoffe, es ist mir gelungen, dir mit diesem Beispiel zu zeigen, wie leicht unser Vorstellungsvermögen aktiviert werden kann. Die Reaktionen auf reale oder vorgestellte Reize sind sich sehr ähnlich, es gibt kaum einen Unterschied, wenn wir nicht selbst diesen Unterschied machen.

Der Umgang mit unseren Vorstellungen fällt uns leichter, wenn wir wissen, wie schnell und mühelos sich unser Geist negative gedankliche Szenarien vorstellen kann. Die Tendenz, die Umgebung vor allem nach Gefahren zu scannen und positiven Dingen nur wenig Beachtung zu schenken, ist angeboren. Rick Hanson, ein amerikanischer Neuropsychologe, sagt dazu, dass unsere negativen Vorstellungen, Gedanken und Erinnerungen wie Kletten an unserem Geist kleben, während die positiven Gedanken wie bei Teflon einfach abperlen (Hanson 2013).

Mit dem folgenden Gedankenexperiment, zu dem Paul Gilbert gerne während seiner Vorträge und Fortbildungen einlädt, kannst du direkt erfahren, wie unterschiedlich dein Geist positive und negative Vorstellungen und Erinnerungen verarbeitet.

Der Weihnachtseinkauf

Stell dir vor, es ist kurz vor Weihnachten und es fehlt dir noch immer das passende Geschenk für eine sehr liebe Freundin. Obwohl du Weihnachtseinkäufe und den ganzen Weihnachtsrummel nicht magst, hast du am Ende insgesamt zehn Geschäfte aufgesucht. In neun Geschäften wirst du sehr aufmerksam von den Verkäuferinnen angesprochen und beraten. Geduldig und interessiert hören sie zu, was deine Freundin für Vorlieben hat, und bringen verschiedene gute Ideen für Geschenke auf.

In einem Geschäft jedoch verläuft der Besuch ganz anders. Die Verkäuferin ist so sehr mit ihrem Smartphone beschäftigt, dass sie nicht einmal zu bemerken scheint, dass du das Geschäft betreten hast. Irgendwann schaut sie endlich kurz zu dir rüber, wirft dir jedoch einen derart abschätzigen, musternden und desinteressierten Blick zu, dass sogar der Weihnachtsmann mitsamt seinem Esel Angst bekommen und die Flucht ergriffen hätte. Du jedoch suchst beharrlich nach einem Weihnachtgeschenk und lässt dich nicht einfach abwimmeln. Verärgert und lieblos nimmt die Verkäuferin schließlich eine Kiste hervor mit überteuertem, teils kaputtem Ramsch und schlägt dir vor, darunter etwas auszusuchen.

Wenn du am Abend diesen Einkaufstag Revue passieren lässt und vielleicht sogar jemandem von deinen Erlebnissen berichtest: Welche der zehn Erfahrungen würde für dich im Vordergrund stehen und dich am meisten und längsten beschäftigen? Über welches Erlebnis würdest du am meisten erzählen? Welches würde dich emotionell am meisten bewegen? ×

Wenn ich diese Übung in Kursen durchführe, sind sich die Teilnehmenden in der Regel alle einig: Die Erfahrung, die am tiefsten und längsten beschäftigt und emotional berührt, ist die mit der kaltschnäuzigen, desinteressierten Verkäuferin.

Ging es dir genauso? Falls ja, ist das kein Hinweis darauf, dass du eine besonders negativ eingestellte Person bist, sondern das Beispiel zeigt vielmehr, wie unsere Aufmerksamkeit von negativen Erfahrungen geradezu absorbiert wird. Neurowissenschaftler wie Rick Hanson nennen diese Eigenschaft unseres Gehirns den Negativitätsbias. Gemeint ist damit, dass für die Entwicklung unseres Gehirns unsere menschliche Fähigkeit entscheidend war, aus negativen Erfahrungen zu lernen – sofern sie überlebt wurden. Dazu mussten negative Erfahrungen vom Gehirn anders gewichtet und verarbeitet werden als positive Erfahrungen.

Heute wissen wir, dass negative Erfahrungen, Erinnerungen und Vorstellungen mit intensiven Emotionen verbunden und im Langzeitgedächtnis gespeichert werden. Positive, für das Überleben nicht so unmittelbar entscheidende Erfahrungen werden dagegen viel weniger mit Emotionen verbunden und oft nur im Kurzzeitgedächtnis abgelegt – sie fließen also sozusagen durch unser Gehirn hindurch wie Wasser durch ein Sieb.

Diese starke Aufmerksamkeit für negative Erfahrungen eröffnet uns Lernchancen, birgt aber auch Risiken. Manchmal führt sie zu depressivem Grübeln, Festhalten an negativen Überzeugungen und andauerndem Pessimismus. Doch wenn wir uns den Negativitätsbias unseres Gehirns bewusst machen, dann können wir uns dafür entscheiden, stärker auf positive Erfahrungen zu achten und diesen mehr Aufmerksamkeit zu schenken. Wir können beginnen, schon kleine schöne Alltagserlebnisse wie das Zwitschern der Vögel, den Geruch der Blumen, die Farben am Himmel mit feinen, schönen Gefühlen und angenehmen Körperempfindungen zu verbinden. Durch regelmäßiges bewusstes und sorgfältiges Wahrnehmen von positiven Erfahrungen können diese schließlich vom Gehirn stärker gewichtet und anders verarbeitet werden. Ein Ausgleich zum Negativitätsbias zu schaffen liegt so also in unserer Hand.

Der Negativitätsbias unseres Geistes ist kein Fehler der Natur oder Ausdruck einer psychischen Störung. Wenn wir ihm jedoch ungebremst laufen lassen, können sich über die Zeit Symptome und psychische Störungen entwickeln. Deshalb sollten wir wachsam gegenüber unserer Vorstellungskraft sein und die Möglichkeiten, die sie uns bietet, nicht gegen, sondern für uns nutzen.

Hilfreich ist es, uns an den Vorstellungen auszurichten, die uns helfen, und nicht an denen, die uns wahr erscheinen.

Das klingt unrealistisch für dich? Nun, wenn sich die Vorstellungen von Menschen so leicht um Konflikte, Unzufriedenheit und Unglück drehen können, warum sollten sie nicht genauso gut um Freundliches und Verbindendes kreisen können? Schließlich können wir uns entscheiden, wohin wir unseren Blick lenken wollen.

Und was, wenn unsere Vorstellungen, Erinnerungen und Gedanken dennoch destruktiv erscheinen? Eine kluge Antwort darauf ist, nicht alles Negative, das unser Geist produziert, als wichtig und richtig zu betrachten. Wir können immer ein Fragezeichen setzen: Ist es so, wie ich denke? Kann es nicht auch eine andere, wohlwollendere Erklärung geben?

Ich erlebe immer wieder, wie die Erlaubnis, sich solche Fragen zu stellen, Patienten Erleichterung und Entspannung verschafft und sich so eine Tür für konstruktive alternative Sichtweisen öffnet.

SANDRA hatte aufgrund sich wiederholender Bedrohungserfahrungen eine fast undurchdringliche Abwehr- und Schutzmauer aufgebaut. Ihre Vorstellungen von anderen und sich selbst waren geprägt von der ständig lauernden Gefahr eines Missbrauchs und ihrem daraus folgenden Hass auf die Welt und die Menschen.

Sogar von Oskar, ihrem so sehr geliebten Trüffelhund, fühlte sie sich einmal verstoßen und zutiefst gekränkt, weil er keine Lust gehabt hatte, die Goodies zu suchen, die sie extra für ihn versteckt hatte. Verfangen in negativen Gedanken und Vorstellungen, konnte Sandra sich nicht ausmalen, dass es viel näherliegende Erklärungen für Oskars Motivationslosigkeit gab, nämlich dass er einfach viel zu müde zum Spielen war. Auch die Therapeutin wurde regelmäßig als Feindin und als Gefahr wahrgenommen. Einmal warf Sandra der Therapeutin Prostitution vor, schließlich biete sie eine Beziehung gegen Geld an. Empört wollte sie die Therapie beenden, weil die Therapeutin neben ihr noch zu viele andere »Kunden« hätte, für die sie sich genauso wenig interessieren würde wie für sie.

Die Therapeutin wusste, dass es nichts bringen würde, Sandras Gedanken und Vorstellungen korrigieren und richtigstellen zu wollen. Natürlich war sie irritiert über die Anschuldigungen und brauchte einen Moment für sich zum Nachdenken. Nach einer längeren Pause sagte sie sanft: »Wissen Sie, mir gehen gerade viele Gedanken durch den Kopf. Ich bin unsicher, ob diese für Sie im Moment überhaupt interessant sind und wie ich mich mitteilen kann, ohne Sie zu kränken.«

Nachdem Sandra doch wissen wollte, was der Therapeutin durch den Kopf ging, sagte diese: »Ein Frage, die mich bewegt, ist, ob es wirklich glaubwürdiger für Sie wäre, wenn ich für meine Arbeit kein Geld nehmen würde? Würde es wirklich bedeuten, dass ich mich mehr für Sie interessiere? Geben Sie nicht auch das Beste bei Ihrer Arbeit in der Gärtnerei, obwohl Sie dafür bezahlt werden?«

Solche Fragen führten zu ehrlichen Gesprächen über gegenseitiges Ernstnehmen.

Mit der Zeit begann Sandra selbst, ihre Vorstellungen zu hinterfragen. Zaghaft und zunächst nur für kurze Momente stellte sich eine neue,

freundlichere Vorstellung über die Therapie ein, schließlich wurden auch die Welt und die Menschen insgesamt mit anderen Augen betrachtet: Vielleicht gibt es doch andere Menschen, die es gut mit mir meinen? Vielleicht interessiert sich meine Therapeutin doch für mich? Vielleicht bin ich wirklich ganz wichtig für Oskar?
Solche Fragen öffneten für Sandra eine Tür aus der Hölle hinaus in eine freundlichere und menschlichere Welt.

Grübeln einschränken

Die Folgen des angeborenen Negativitätsbias können depressives Grübeln und andauernder Pessimismus sein. Grübeln entsteht und festigt sich durch eine fatale Endlosschleife aus negativen Gedanken und Vorstellungen. Diese werden zu Überzeugungen, die ihrerseits wieder mit zunehmend schwierigen Gefühlen, Handlungsimpulsen und Körperwahrnehmungen einhergehen.

ABBILDUNG 9 **Grübel-Endlosschleifen**

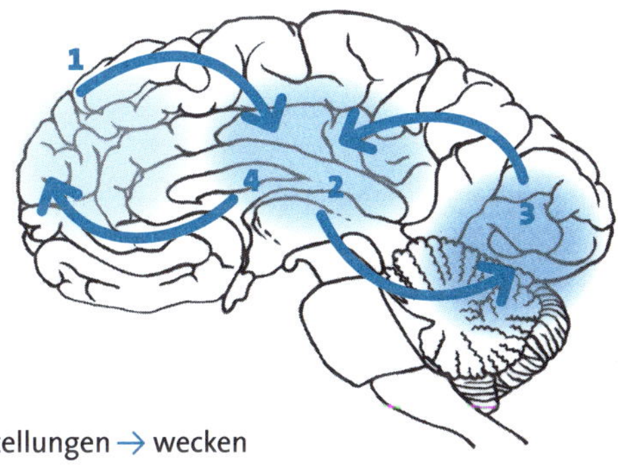

1. Gedanken, Vorstellungen → wecken
2. Emotionen und Handlungsimpuls → bewirken
3. Körperreaktionen → verstärken
4. Emotionen und Gedanken

Es ist wichtig, dass wir uns Klarheit darüber verschaffen, ob wir gerade konstruktiv nachdenken oder aber grübeln. Wenn du dir nicht sicher bist, kann dir der folgende einfache Test zeigen, um welche der beiden Möglichkeiten es sich eher handelt.

Grübeltest

Beobachte zwei Minuten lang deine schwierigen Gedanken. Dann überprüfe, ob sie für dich in irgendeiner Weise von Nutzen waren. Falls ja, handelte es sich um konstruktives Nachdenken. Falls nein, handelte es sich mit allergrößter Wahrscheinlichkeit um Grübeln. ×

Hinweise kann dir auch dein Körper geben. Typischerweise wecken belastende Gedanken Gefühle aus dem Alarm- und Selbstschutzsystem, die sich beispielsweise in Unruhe, einer stockenden Atmung oder einer beschleunigten Herzfrequenz zeigen können. Die Wahrnehmung solcher Körperempfindungen weckt und verstärkt wiederum ihrerseits Ängste. Im Alarmmodus wird die Sichtweise drastisch auf Negatives eingeengt.

Im Tunnelblick gibt es schließlich nur noch destruktive Gedanken und Impulse. Durch solches Zusammenspiel von Gedanken, Gefühlen und Körperwahrnehmungen können wir uns in negativen Grübeleien richtig verlieren, bis wir nicht mehr abschalten können und in der Nacht nicht mehr zur Ruhe kommen.

Schauen wir uns am Beispiel von Sandra an, wie bei ihr die Endlosschleife aufrechterhalten wurde.

ABBILDUNG 10 Sandras Grübel-Endlosschleife

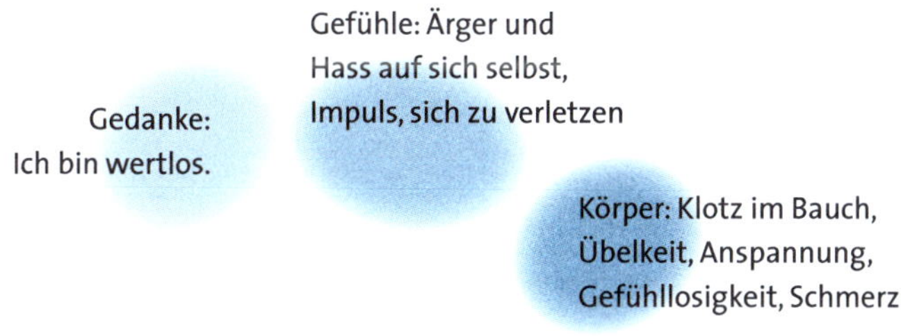

Grübeln ist ein idealer Nährboden für Depressionen und Angsterkrankungen und muss sehr ernst genommen werden. Da Grübeln sich selbst überlassen die Tendenz hat, sich auszubreiten, ist es wichtig, ihm Grenzen zu setzen. Und weil es unmöglich ist, unsere inneren Vorgänge vollständig zu kontrollieren und schwierige Vorgänge selektiv abzuschalten, ist es besser, wenn wir sie zeitlich strukturieren. Sehr vielen Leuten gelingt es, ihr Grübeln auf ein Zeitfenster zu beschränken – das kann auch für andere Symptome wie etwa innere Stimmen oder Zwänge eine Option sein. Wir bieten dem Grübeln an, es zu einer für uns günstigen Zeit täglich zu beachten und ihm unsere Aufmerksamkeit zu schenken. Wichtig dabei ist, mit dem Grübeln klare Vereinbarungen über den Zeitrahmen zu treffen. Melden Grübelgedanken sich außerhalb des vereinbarten Zeitfensters, können wir sie z.B. wie folgt begrüßen und lenken:

Der Grübelschalter ist geschlossen

»Liebes Grübeln, es tut mir leid, wie du weißt, ist der Schalter jetzt geschlossen. Ich bin gerne zum vereinbarten Termin für dich da. Dann nehme ich mir gerne eine halbe Stunde Zeit für dich und höre dir aufmerksam zu.« ✕

Selbstverständlich kannst du selbst entscheiden, wann du Zeit fürs Grübeln hast. Es ist nicht nötig, alltägliche Verrichtungen während des vereinbarten Zeitpunkts niederzulegen und speziell auf das Grübeln zu warten. Das Grübeln, die Stimmen oder Zwänge müssen schon von sich aus Gebrauch von unserem Angebot machen. Wir rennen ihnen bestimmt nicht hinterher.

Tobias TEISMANN (2018): Grübeln: Wie Denkschleifen entstehen und wie man sie löst. 3. Auflage. BALANCE buch+medien, Köln.

Auch die Hinweise im Kapitel »Dem Leben einen Dreh geben«, wie man durch Selbstberuhigung einen Ausweg aus dem Teufelskreis Grübeln finden kann, können dir weiterhelfen.

Meine Gefühle und ich: Wie geht das?

Mein Sommerabend-Beispiel hat gezeigt, wie schwierig der Umgang mit Gefühlen für uns alle immer wieder ist. Hätte ich bemerkt, was sich in mir zusammenbraute, hätte ich die Chance gehabt, mich rechtzeitig zu beruhigen. Ich nahm aber meinen Ärger und meine Angst erst wahr, als sie mich schon gedrängt hatten, zu handeln und zu explodieren.

In Verlauf unserer Entwicklung haben wir alle einen ganz eigenen Umgang mit unseren Emotionen entwickelt. Je nachdem, wie unsere Umgebung unsere unterschiedlichen Emotionen in der Kindheit beantwortet hat, haben sie heute ihre persönliche Bedeutung für uns. Einige Emotionen sind für uns deshalb leichter zugänglich und einfacher zu bewältigen als andere.

Nicht wenige Menschen sind am besten damit gefahren, bestimmte Gefühle zu unterdrücken. Sie haben z.B. aufgehört, traurig zu sein und zu weinen, und ihren Zugang zur Trauer wie Alex mit der Zeit ganz verloren. Andere wurden für Ärger bestraft und können kaum oder gar nicht wütend werden, während es für sie vielleicht ganz normal ist zu weinen.

Für die Regulierung unserer Emotionen ist es hilfreich zu wissen, zu welchen von ihnen wir einen leichten Zugang haben und welche uns mehr verschlossen sind. Der folgende Test (nach Irons 2019 und Gilbert u.a. 2014) kann dir helfen, etwas genauer zu ergründen, wie du zu unterschiedlichen Gefühlen stehst. Sei unbesorgt, hier gibt es keine falschen, nur persönliche und stimmige Antworten. Um dir einen Überblick zu schaffen, wie du zu den wichtigsten unterschiedlichen Emotionen stehst, wendest du das Raster unten nacheinander an für Traurigkeit, Angst, Ärger, Scham und Freude.

ABBILDUNG 11 Die eigenen Gefühle ergründen, z.B. Traurigkeit

	Darin finde ich mich überhaupt nicht wieder.			Das spiegelt mich exakt wider.	
	1	2	3	4	5
Ich bin verärgert über mein Gefühl von Traurigkeit.					
Ich schäme mich für mein Gefühl von Traurigkeit.					
Ich tue alles, um mein Gefühl von Traurigkeit zu meiden.					

? Bei welchen Emotionen liegen deine Antworten mehrheitlich im linken Bereich? Sind diese Gefühle dir vertraut und für dich relativ einfach wahrzunehmen?
Bei welchen Emotionen liegen deine Antworten mehrheitlich im rechten Bereich? Stimmt es, dass diese Gefühle dir noch fremd und für dich schwer wahrzunehmen sind?

Erinnere dich daran: Alle Gefühle dürfen sein. Auch schwierige Emotionen gehören zum Menschsein dazu. Auch sie sichern unser Überleben und dienen uns als Orientierungshilfe im Alltag. Das funktioniert aber nur, wenn unsere Gefühle uns zugänglich sind und wenn wir sie steuern können. Erinnere dich an das Kontinuum der Gefühle (S. 59): Je größer unser mittlerer Toleranzbereich ist, desto leichter fällt es uns, unsere Gefühle zu erkennen und zu nutzen. Weiter unten findest du die Übung »Mit Emotionen in Kontakt kommen« (S. 98), die dir helfen kann, deine Wahrnehmung von Gefühlen zu verfeinern.

Darf ich dich einladen, deinen noch unbekannten und verborgenen Gefühlen in der nächsten Zeit mehr Aufmerksamkeit zu schenken? Du kannst z.B. bei deinen kurzen Check-ins im Alltag immer auch auf deine Gefühle achten und fragen, was in dir gerade vor sich geht. Damit lockst du deine nicht so offensichtlichen Gefühle hervor und lernst sie besser kennen.

Schwierige versus problematische Emotionen – ein praktischer Unterschied

Wenn Gefühle uns über längere Zeit nicht im mittleren Bereich zur Verfügung stehen, fehlt uns eine Entscheidungsgrundlage. Es ist dann so, als ob auf dem Navigationsgerät nur schwache Signale erscheinen, die für eine Orientierung nicht ausreichen, oder zu viele Signale auf einmal, die für einen Informationswirrwarr sorgen, der auch nicht weiterhilft.

Wenn Gefühle die Schwelle ihrer Steuerbarkeit überschreiten, machen sie uns begreiflicherweise Angst. Sie kommen mit einem besonders ausgeprägten Handlungsdrang daher und verleiten uns zu vorschnellem, unerwünschtem und destruktivem Verhalten. Wie Sandra können wir uns in einem Teufelskreis von problematischen Emotionen, selbstentwertenden Gedanken und destruktivem Verhalten verlieren. Wenn uns Emotionen über längere Zeit nicht zugänglich sind, fehlen uns Schutz, Orientierung und ein wichtiges Instrument, um unsere Gesundheit zu erhalten und zu stärken.

Auf beiden Seiten des Kontinuums können sich schwierige Emotionen unbemerkt zu einem ungesunden Gefühlsgemisch verknoten. Über lange Zeit unbeachtet, entwickeln solche Gefühlsknoten irgendwann Symptome, damit wir ihnen Aufmerksamkeit schenken.

ABBILDUNG 12 Sandras Gefühlsknäuel

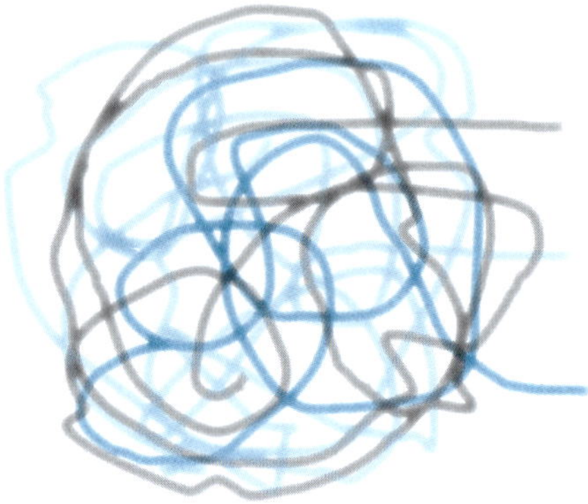

Wie z.B. Fieber als körperliches Symptom auf eine Infektion hinweist, machen auch psychische Symptome darauf aufmerksam, dass etwas, das uns im Verborgenen sehr beschäftigt und schmerzt, versorgt werden muss.

Wenn gleich mehrere Warnsymptome über längere Zeit unbeachtet bleiben, können sie zu einer schwerwiegenden Erkrankung führen.

SANDRA hatte bereits als Kind sehr viel Ärger entwickelt und sogar mit dem Teufel zu schimpfen begonnen. Unter diesem Ärger verbarg sich ein tiefer Verlassenheitsschmerz, Scham und unerträgliche Einsamkeit aus der Angst und Überzeugung heraus, nicht wichtig und geliebt zu sein. Dies waren zunächst normale schwierige Gefühle. Sie wiesen darauf hin, dass ihre kindlichen Grundbedürfnisse nach Verbundenheit, Sicherheit und Wertschätzung in einer verlässlichen Beziehung nicht genügend erkannt und gestillt wurden.
Da Sandra als Kind nicht in der Lage war, sich selbstständig um ihre Grundbedürfnisse und schwierigen Emotionen zu kümmern, blieben

diese fatalerweise über viele Jahre ungesehen und unberücksichtigt. Schleichend und über sehr lange Zeit konnten sich so schwierige zu problematischen Emotionen entwickeln, die entweder unter der Wahrnehmungsschwelle kaum sichtbar oder als überschießende Impulshandlungen überdeutlich hervortraten. Diese gingen einher mit Selbsthass, Todesängsten, Ohnmacht und Symptomen wie selbstverletzendem Verhalten und den peinigenden psychotischen Stimmen. Mit 15 wurde die erste psychiatrische Diagnose gestellt: Borderline. Zehn Jahre später waren weitere hinzugekommen: Magersucht, ADHS, Posttraumatische Belastungsstörung, Substanzmissbrauch und einige mehr.

Wie geht Emotionsregulierung?

Am Kontinuum der Emotionen (S. 59) lässt sich bildlich gut nachvollziehen, dass es bei der Regulierung von Emotionen darum geht, diese immer wieder neu auf mittlere Signalstärke einzustellen. Um unser Navigationssystem der Gefühle nutzen zu können, kann es notwendig sein, die Intensität von Gefühlen so zu verstärken, dass auch subtile Gefühle früh und gut erkannt werden. Dabei wird die Schwelle der Wahrnehmbarkeit auf dem Kontinuum der Emotionen weiter nach links verschoben. Es kann aber auch bedeuten, heftige Gefühle tolerieren zu lernen und durch gezieltes Training die Schwelle der Kontrollierbarkeit auf dem Kontinuum der Emotionen weiter nach rechts zu verschieben.

Die Fähigkeit, Emotionen zu tolerieren und zu regulieren, wird bereits in der Kindheit entwickelt und geprägt. Ein sehr enges Spektrum des mittleren Gefühlskontinuums ist gewiss ungünstig für die psychische Gesundheit. Die Übungen im Buch unterstützen uns dabei, die Schwelle der Wahrnehmung zu senken und die Schwelle der Impulskontrolle zu erhöhen. So entsteht mehr Spielraum und Bewusstsein für unser emotionales Erleben, was wiederum unsere psychische Gesundheit stärkt.

Während es Alex vor allem wichtig war, seine Gefühle besser wahrnehmen zu können, wollte Sandra auch wissen, wie sie mit intensiven, sie oft überflutenden Gefühlen besser umgehen kann.

SANDRA lernte durch regelmäßige Atemübungen, sich selbst zu beruhigen. Jeden Abend nach dem letzten Spaziergang mit Oskar setzte sie sich auf den Boden im Wohnzimmer und machte den Rücken gerade. Sie versuchte sich nur auf das Aus- und Einatmen zu konzentrieren und einen beruhigenden Atemrhythmus und eine weiche Atembewegung zu finden. Das löste bei ihr ein angenehmes entspanntes Gefühl im Oberkörper aus. Neben der beklemmenden Grundanspannung konnte sie auf diese Weise selbst für eine beruhigende Erleichterung im Körper sorgen. Mit der Zeit nahmen ihre Ängste vor Gefühlen ab und das Gefühl, sicher zu sein, nahm zu. Sie machte die Erfahrung, dass ihre Gefühle sogar weniger heftig und weniger bedrohlich waren, wenn sie ihnen Raum ließ und nicht versuchte, gegen sie zu kämpfen. Ihre Befürchtung, dass überbordende Gefühle sie ganz handlungsunfähig machen würden, wenn sie ihnen Beachtung schenkte, stellte sich als unbegründet heraus.
Durch mehr Offenheit, Sensibilität und Interesse gelang es ihr zunehmend, auch subtilere Gefühle, die sie früher nicht spüren konnte, besser wahrzunehmen. Das war für sie wie Auftauen aus einem tiefgefrorenen Zustand und insbesondere zu Beginn ein äußerst schmerzhafter Prozess. Ihr half dabei das Bild vom »Kuhnagel«. So nennen wir in der Schweiz das, was wir spüren, wenn im Winter unsere verfrorenen Finger oder Zehen in die Wärme kommen. Die unterkühlten, gefühllosen Körperglieder beginnen bei rasch erhöhten Temperaturen

heftig zu schmerzen. Was dann hilft, ist, sich mit dem Aufwärmen Zeit zu lassen und die schmerzhaften Finger oder Zehen eventuell sogar einen Moment lang unter kaltes Wasser zu halten, um den Temperaturschock zu mildern.
Sandra musste sich auf ähnliche Weise Zeit lassen mit den quälenden Gefühlen, die sie plötzlich spürte. Warmen, herzlichen und mitfühlenden Beziehungsangeboten – auch in professionellen Settings – verweigerte sich Sandra in dieser Zeit regelmäßig. Zu sehr berührten solche Kontakte ihren lange betäubten Einsamkeitsschmerz. Es half ihr zu wissen, dass der emotionale Schmerz wie der »Kuhnagel« nicht für immer bleiben würde.

Wenn du mich fragen würdest, was das Wichtigste ist, das man zum Thema Emotionsregulierung wissen sollte, würde ich antworten:

Es geht nicht darum, schwierige Gefühle wegzumachen und herunterzufahren, sondern darum, ihnen Beruhigung und Sicherheit an die Seite zu stellen.

? Was löst es bei dir aus, so etwas zu lesen? Vielleicht nimmst du dir an dieser Stelle einen Moment Zeit für ein kurzes Check-in in deine Innenwelt, um dem nachzugehen?

Wenn wir verstanden haben, dass Schwieriges einfacher wird, wenn es sein darf, haben wir mehr über einen gesunden Umgang mit unseren Emotionen begriffen, als die meisten Ärztinnen, Psychologen, Lehrer und Professorinnen auf dieser Welt wissen! Besonders in unserer modernen westlichen Konsumgesellschaft haben wir die Haltung verinnerlicht, das, was stört, unangenehm ist oder schmerzt, möglichst schnell »wegzuräumen« – selbst wenn es in uns ist und gar nicht weggeräumt werden kann. Es gibt so viele Möglichkeiten, störende Gefühle und Symptome vorübergehend zu betäuben, dass wir oft gar nicht mehr auf die Idee kommen, Unangenehmes zu erkunden, um herauszufinden, wodurch es hervorgebracht wurde und was es uns wohl mitteilen will.

ABBILDUNG 13 **Bekämpfen versus Begleiten**

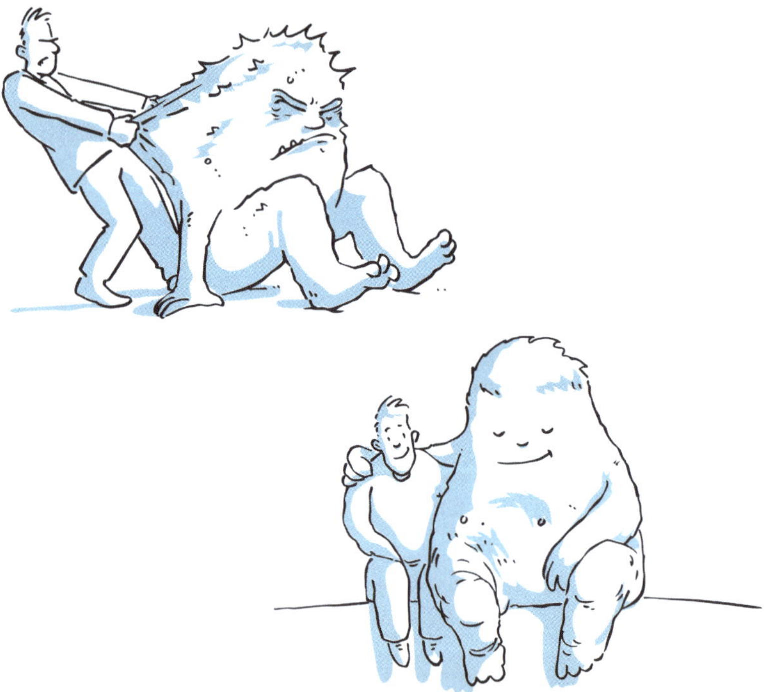

Wie aber kann es uns gelingen, schwierige Gefühle gut zu begleiten? Das CFT-Modell der drei Emotionsregulierungssysteme zeigt uns, wie wir einen Schritt weiter in Richtung Verbesserung unserer Selbstregulierung gehen können.

Das CFT-Modell der drei Emotionsregulierungssysteme

Die drei Emotionsregulierungssysteme der CFT umfassen das früher bereits angesprochene Alarm- und Schutzsystem, hinzu kommen das Anreiz- und Antriebssystem und das Beruhigungs- und Fürsorgesystem.

ABBILDUNG 14 Das CFT-Modell der Emotionsregulierung

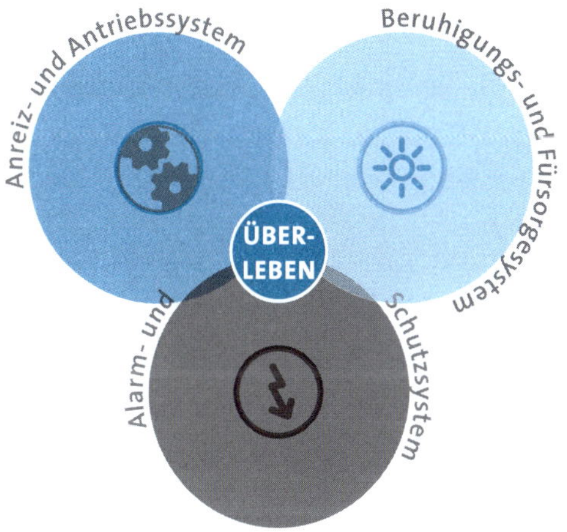

Das Alarm- und Schutzsystem Y sichert unser Überleben, indem es blitzschnelles Erkennen und Abwenden von Gefahren ermöglicht. Die wichtigsten Emotionen, die von dem Alarm- und Schutzsystem hervorgebracht werden, sind Angst, Ärger und Ekel. Die im Alarmmodus vorkommenden körperlichen Reaktionen führen je nach Stärke der erlebten Bedrohung zur Mobilisierung, zum Modus »Fight« oder »Flight« bis zur Totstellreaktion in Form von Shutdown, Depression oder Dissoziation.

Das ganze Erleben, Denken, die ganze Aufmerksamkeit und der gesamte Körper sind im Bedrohungszustand auf die Gefahr fokussiert und voll damit beschäftigt, die Gefahr zu überwinden. Klares, nüchternes und sachliches Denken ist typischerweise nicht mehr möglich. Dieses könnte uns ja potenziell gefährlich werden, weil es im Ernstfall wertvolle und entscheidende Sekunden kostet. Die Redewendung »better safe than sorry« beschreibt diese Eigenschaft sehr treffend. Im Notfall geht es einzig und allein darum, so schnell wie möglich der Gefahr zu entkommen. Ein blitzschnell einsetzender instinktiver Handlungsdrang gehört deshalb zu jeder Alarmreaktion dazu. Erst wenn wir wieder in Sicherheit sind, weiten sich Wahrnehmungs- und Reflexionsmöglichkeiten wieder aus.

ALEX war es gewohnt, selbst an schwierigen Tagen gut zu funktionieren. Es war sehr schwer für ihn, sich eingestehen zu müssen, dass er nicht mehr arbeiten konnte. Es gelang ihm erst, nachdem ihm sein Vorgesetzter seinen Zustand vor Augen geführt hatte. Er betrachtete seine Konzentrationsprobleme und seine andauernde Müdigkeit als Zeichen seiner Schwäche, wollte sie lange nicht wahrhaben und fürchtete, sie seien Ausdruck für seine Inkompetenz und sein Versagen. Er schämte sich dafür, nicht so leistungsfähig zu sein wie sonst.
Mithilfe seines Therapeuten erkannte Alex, dass alle Menschen sich bei Verlusten bedroht fühlen und aus einem biologisch verankerten Alarmsystem heraus reagieren. Mit dieser neuen Sichtweise auf sein Erleben konnte Alex schließlich aufhören, seine psychischen Symptome als Ausdruck seiner Unzulänglichkeit, Fehlerhaftigkeit und Wertlosigkeit zu sehen. Seine Konzentrationsprobleme und seine Erschöpfung hatten nun plötzlich einen Sinn. Er konnte sie als Ausdruck seines bereits seit Langem unterschwellig permanent aktivierten Alarmsystems begreifen und als Zeichen dafür, dass er in seiner neuen

Lebenssituation nicht mehr einfach so weitermachen konnte, als ob nichts geschehen wäre.
Alex verstand, seine Ängste und seine Traurigkeit wegzuschieben und abzuspalten, was ihn beträchtliche Kräfte kostete, ihn völlig auslaugte und in einen Shutdown mündete. Dabei wurden auch seine kognitiven und intellektuellen Fertigkeiten heruntergefahren und vorübergehend »eingestellt«. Diese Fähigkeiten brauchte Alex aber genau jetzt, denn er musste sich ja schließlich jetzt um sein völlig neues Leben kümmern – ob ihm dies gefiel oder nicht.
Schließlich fand Alex den Mut und Wege, um sich seinem inneren Erleben zuzuwenden. Zu verstehen, dass Reaktionen aus dem Alarmsystem naturgegeben sind und eine Funktion haben, für die sich niemand zu schämen braucht, war ein wichtiger Schritt in seiner weiteren Entwicklung.

Besonders herausfordernd für uns ist, dass unser Alarm- und Schutzsystem nicht bloß auf adäquate äußere Reize in der Umgebung reagiert, sondern mit derselben kraftvollen Dynamik auch auf Reize wie Körperempfindungen, Gedanken, Erinnerungen, Vorstellungen oder innere Bilder. Dass wir auf eigene geistige Aktivitäten und damit auf uns selbst mit einer Alarmreaktion reagieren können, so als ob wir unser eigener Feind wären, können wir als eine Art »Nebenwirkung« unseres ausgefeilten hochsensiblen menschlichen Alarm- und Schutzsystems betrachten. Wenn wir über längere Zeit von anderen und von uns selbst als Feind behandelt werden, kann das unsere psychische Gesundheit angreifen und unser seelisches Rückgrat brechen. Viele psychisch belastete Menschen berichten, in einem permanent aktivierten Alarmzustand zu leben, bei dem sie oft nicht bloß die Umgebung, sondern auch sich selbst als feindlich erleben und sich selbst kaum mehr aushalten können.

Wenn du selbst diesen permanenten Alarmzustand kennst, kannst du die folgenden drei zentralen Eigenschaften der angeborenen Alarmreaktion bedenken, wenn du überprüfen willst, was in dir abläuft und wie gefährlich etwas für dich wirklich ist.

Der Handlungsdrang setzt ein, bevor wir überlegen können.
Je intensiver Alarmreaktionen ablaufen, umso länger dauert es, bis wir sie bewusst als solche erkennen können.
Es braucht keinen adäquaten äußeren bedrohlichen Anlass, um eine Alarmreaktion auszulösen. Beim Menschen kann eine Alarmreaktion einzig und allein aufgrund innerer Reize wie Gedanken, Vorstellungen, Gefühle, Erinnerungen und Körperempfindungen ausgelöst werden.

Unser Alarm- und Schutzsystem verhält sich wie ein sensibler, treuer und tüchtiger Wachhund. Wenn er draußen jemanden hört, bellt er einfach drauflos, unabhängig davon, ob ein guter Freund zu Besuch kommt oder wirklich ein Einbrecher ums Haus schleicht. Wir müssen uns dann um den Wachhund kümmern und ihm versichern, dass alles gut ist, damit er sich wieder beruhigen kann.

Mit einem guten Wachhund trainieren wir, sich in gefährlichen Situationen zur Wehr zu setzen und sich in ungefährlichen Lagen zurückhaltend und ruhig zu verhalten. Ganz ähnlich braucht auch unser persönlicher innerer Wachhund Trainings- und Entwicklungsmöglichkeiten und natürlich auch wir selbst, die wir im Kontakt mit ihm sind und ein Auge auf ihn haben. Auch mit unserem persönlichen inneren Wachhund können wir üben, beim Auftreten gewisser Trigger nicht immer gleich »anzuschlagen« und laut »zu bellen«, sondern, um beim Bild zu bleiben, nur ein wenig mit den Ohren zu wackeln. Wir können trainieren, in bestimmten Situationen den Handlungsimpuls zurückzuhalten und zu prüfen, bevor wir nach außen agieren.

Das Antriebs- und Anreizsystem → dient der Nahrungsbeschaffung und der Fortpflanzung. Gefühle wie Erregung, Verlangen, Lust oder Gesättigtsein und Zufriedenheit treiben dieses System an. In unserer Konsum- und Konkurrenzgesellschaft hat dieses System eine übergroße Bedeutung bekommen und drückt sich im teilweise unerbittlichen Kampf um Macht, Status, Erfolg und Reichtum aus.

Das Beruhigungs- und Fürsorgesystem → wirkt auf unser seelisches Gleichgewicht, es ermöglicht uns, zur Ruhe zu kommen und uns auf familiäre und freundschaftliche soziale Verbindungen einzulassen. Wenn es aktiviert ist, können wir uns geborgen und sicher fühlen. Aus einem solchen inneren, sicheren Hafen heraus können wir uns für die Welt öffnen und uns fürsorglich füreinander engagieren.

Das ursprüngliche Motiv dieses Systems ist die Stärkung der Bindung zum Nachwuchs und zu wichtigen Bezugspersonen, sie zeigt sich in der Pflege, Sorge und dem Schutz von Neugeborenen und Nahestehenden. Letztlich sichert auch dies unser Überleben.

Zu diesem System gehören alle Gefühle, die dieses Motiv unterstützen, wie Zuneigung, Liebe, Verbundenheit, Berührtsein und Sicherheit. Körperlich drückt sich dies bei vielen durch Entspannung, Wärme, Offenheit und Wohlbefinden aus. Eine vertrauensvolle Verbundenheit mit einem Gegenüber kann nur in einem emotional ausgeglichenen und wenig alarmierten oder angetriebenen Zustand aufkommen.

Die Aktivierung unseres Beruhigungs- und Fürsorgesystems schafft eine seelische Balance, damit wir soziale Verbindungen eingehen können. Umgekehrt wird das seelische Gleichgewicht durch Sicherheit in sozialen Beziehungen aktiviert und gefestigt.

Beruhigung, Sicherheitsgefühl und Verbundenheit stehen in Wechselwirkung miteinander und beeinflussen sich gegenseitig. Menschen beruhigen sich in Verbundenheit und schaffen Verbundenheit durch Beruhigung.

Meine emotionale Befindlichkeit – meine drei Kreise

Du kannst dir einen Überblick über deine momentane emotionale Befindlichkeit und die entsprechende Aktivität einzelner Systeme der Emotionsregulierung verschaffen, indem du deine Emotionssysteme zeichnest. Du brauchst dafür nur einen Stift und ein Blatt Papier.

Nimm dir einen Moment Zeit, um mit ein paar Atemzügen mit deinem Inneren in Kontakt zu treten. Auf was für Gedanken, Emotionen und Körperempfindungen stößt du gerade? Welches der drei Systeme ist am aktivsten? Dann zeichne auf das Blatt die drei Kreise im stimmigen Größenverhältnis zueinander. ×

ABBILDUNG 15 **Meine drei Kreise am Sommerabend, als ich zu meinen Nachbarn ging**

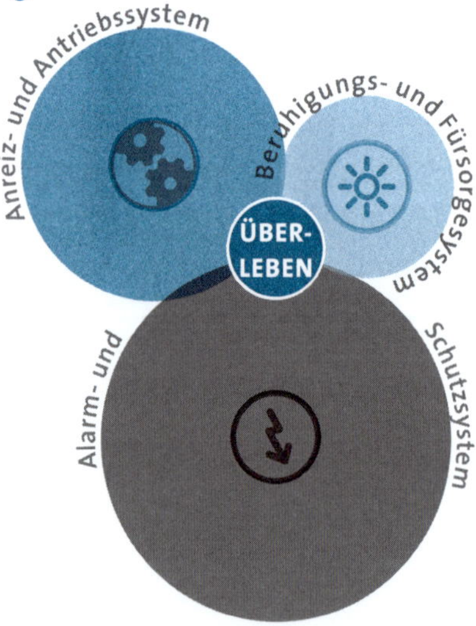

? Wie sieht dein Beispiel aus? Welche Gedanken kommen bei dir auf zu deiner Zeichnung?
Wie hast du erkannt, welches der drei Systeme bei dir am stärksten aktiviert ist?
Wie unterscheidet sich dein Erleben von Bedrohung, Antrieb und Sicherheit? In deinen Gedanken, Emotionen und Handlungsimpulsen?
Beobachtest du, dass sich die drei Systeme gegenseitig beeinflussen?

Nun möchte ich mit dir untersuchen, wo genau die Schwierigkeiten der Emotionsregulierung bestehen können.

Die Stufen der Emotionsregulierung meistern

Eine sehr anschauliche Darstellung der verschiedenen Stufen der Emotionsregulierung hat der englische Psychologe Chris Irons geschaffen. Er hat insgesamt fünf Stufen identifiziert. Das sieht nach einem langen Weg aus und das kann es auch sein, aber die gute Nachricht ist: Jede einzelne Stufe bietet Gelegenheit, hilfreich einzugreifen.

Während bei den ersten beiden Stufen, der Wahrnehmung von Triggern einzelner Emotionen und der Wahrnehmung der Emotionen selbst, unsere Achtsamkeit gefragt ist, spielt bei den anderen drei Stufen – dem Benennen von Emotionen, dem Verstehen von Emotionen und dem Umgang mit Emotionen – unser Mitgefühl eine wichtige Rolle. Je nachdem, auf welche Stufe du dich konzentrierst, findest du in diesem Buch im Kapitel »Der Wirklichkeit in die Augen sehen« Übungen, um deine Achtsamkeit zu stärken, und im Kapitel »Dem Leben einen Dreh geben« viele verschiedene Wege, um dein Mitgefühl zu kultivieren.

ABBILDUNG 16 **Fünf Stufen der Emotionsregulierung** (nach IRONS, S. 81)

UNGÜNSTIGES VERHALTEN		GÜNSTIGES VERHALTEN
Kein bewusstes Wahrnehmen von äußeren und inneren Triggern	1. Trigger wahrnehmen	Bewusstes Wahrnehmen von äußeren und inneren Triggern
Abgeschnitten, dissoziiert oder überschwemmt von Emotionen	2. Emotionen wahrnehmen	Bewusstes Wahrnehmen von Emotionen auch im Körper und als Handlungsimpuls
Nicht in der Lage sein, Emotionen zu unterscheiden, zu beschreiben oder zu benennen	3. Emotionen benennen	Keine Schwierigkeiten, Emotionen zu unterscheiden, zu beschreiben oder zu benennen
Mit Emotion identifiziert, verschmolzen, fusioniert – kein Abstand zur Emotion: »Ich bin wütend und muss mich oder andere verletzen.«	4. Abstand zu Emotionen schaffen	Keine Schwierigkeiten, Emotionen zu unterscheiden, zu beschreiben oder zu benennen
Selbsthass, Scham, Schuldgefühle und Vermeidung von Emotionen	5. Mit Emotionen umgehen	Tolerant mit sich und seinen Emotionen umgehen; Emotionen haben immer einen Grund und können wichtige Hinweise geben

Wenn du deine Emotionsregulierung verbessern möchtest, musst du nicht zwingend die Reifenfolge der fünf Stufen beachten. Das hilfreichste Modell bleibt ein Modell und ist kein Abbild der Realität. Es entspricht vielleicht nicht exakt dem, was du beobachten kannst. Fühle dich frei, dich mit derjenigen Stufe näher zu beschäftigen, die dir aktuell wichtig erscheint.

1. Trigger wahrnehmen → Zu wissen, was bei uns heftige Reaktionen auslöst, hilft uns, besser vorbereitet zu sein. Diese auslösenden Reize können in unserem Umfeld liegen, z.B. in einem Streit oder einer Auseinandersetzung mit einem Menschen, dem Beginn oder Ende einer wichtigen Beziehung oder in finanziellen, beruflichen, gesundheitlichen Sorgen. Oft sehr viel schwieriger wahrzunehmen sind Trigger für uns, die in unserem Inneren liegen, z.B. in Form von Gedanken, Sichtweisen und Urteilen über uns selbst, schmerzhaften Erinnerungen oder Katastrophenvorstellungen bezüglich unserer Zukunft. Um äußere Trigger können wir theoretisch einen Bogen machen. Dem, was in uns selbst abläuft, können wir langfristig jedoch nicht aus dem Weg gehen. In der Regel »verfolgt« es uns umso mehr, je mehr wir versuchen ihm davonzulaufen.

SANDRA brauchte keine äußeren Auslöser, um in einen Alarmzustand zu geraten. Es reichten unterschwellige Erinnerungen an früher oder Gedanken und Vorstellungen über sich selbst und ihre Zukunft, um bei ihr heftigste Vernichtungsängste zu wecken.
Über lange Zeit war es ihr nicht möglich zu sagen, was die Vernichtungsängste auslöste. Sie hatte gelernt, den Kontakt zu Menschen und Orten zu meiden, von denen sie wusste, dass sie ihr nicht guttun. Durch schärfere Beobachtung ihres inneren Erlebens kam sie darauf, dass die stärksten Auslöser ihrer Vernichtungsängste in ihrem Hass auf sich selbst und ihr Leben lagen.

Auslöser schwieriger Gefühle erkennen

Folgende Vorgehensweise hilft dir, innere Auslöser von schwierigen Gefühlen wahrnehmen zu lernen:

Nimm dir vor, regelmäßig ein achtsames Check-in im Alltag zu machen (Übung S. 49), damit du vertraut wirst mit dem, was in dir vorgeht.

Suche eine Achtsamkeitsübung aus, die zu dir passt, entweder eine aus dem Kapitel »Der Wirklichkeit in die Augen sehen« (S. 25 ff.) in diesem Buch oder eine andere, die du gerne hast. Konzentriere dich für einen Augenblick auf deinen Atem und in deinem Körper. Komm in Kontakt mit dem Geschehen im gegenwärtigen Moment. Wenn du abschweifst, bringe dich einfach sanft wieder in den gegenwärtigen Moment zurück.

Beobachte, bei welchen schwierigen Erinnerungen, Gedanken, Vorstellungen und körperlichen Wahrnehmungen du tendenziell abschweifst. Achte besonders auf deine Gefühle. Was sagen deine Erinnerungen, Gedanken, Vorstellungen und Körperempfindungen über dich aus? Was für eine Haltung dir selbst und deinem Leben gegenüber kannst du bei dir feststellen? ×

2. Emotionen wahrnehmen → Der deutsche Psychologe Andreas Knuf vergleicht unsere Gefühle mit einem Wecker, der nicht aufhört zu läuten, wenn man nicht reagiert. Genauso verhält es sich mit unseren schwierigen Emotionen. Auch sie läuten sozusagen im Unbewussten einfach so lange weiter, bis wir sie wahrnehmen und uns um sie kümmern. In diesem Buch dreht es sich – von verschiedenen Seiten her betrachtet – immer wieder darum, das notwendige »Gehör« für uns selbst und unsere unangenehmsten Emotionen zu entwickeln. Dies mit dem Ziel, schließlich heilsame Momente der inneren Ruhe und Beruhigung erfahren zu können. Um herauszufinden, welche Emotionen für dich leichter und welche schwieriger wahrzunehmen sind, findest du weiter vorn im Buch das Raster »Die eigenen Gefühle ergründen« (Abb. 11, S. 82).

Mit Emotionen in Kontakt kommen

Auf folgende Weise näherst du dich dir selbst einen weiteren Schritt an und trittst in Kontakt mit deinem Gefühlsleben.

Nimm dir vor, regelmäßig einen achtsamen Check-in im Alltag zu machen (Übung S. 49), damit du vertraut wirst mit dem, was in dir vorgeht.

Halte jetzt besonders Ausschau nach Emotionen. Falls du auf schwierige Gefühle stößt, biete auch ihnen Raum an. Vielleicht magst du sie für einen Moment einladen zu bleiben?

Bemerke bewusst, wie du sie wegschieben oder gegen sie ankämpfen möchtest. Wo und wie drücken sich deine gegenwärtigen Emotionen in deinem Körper gerade aus und wo und wie kannst du sie am deutlichsten spüren?

Verweile noch für ein paar weitere Augenblicke. Was kannst du beobachten? Was geschieht weiter mit diesen Emotionen und Körperempfindungen? Wie ist es für dich, Emotionen einfach zuzulassen, ohne etwas tun zu müssen, außer sie interessiert zu beobachten? Werden die Emotionen dabei stärker, schwächer oder bleiben sie unverändert? ×

3. Emotionen benennen → Wenn du ein Gefühl bemerkt hast, ist es gut möglich, dass dir nicht ganz klar ist, um was es sich handelt. Indem du anfängst, etwas, das zunächst undeutlich und unfassbar in dir abläuft, mit Worten zu beschreiben, kann es greifbarer und begreifbarer werden. Durch das verbale Benennen bekommen Gefühle eine Art Struktur, und wir bekommen Anhaltspunkte dafür, was genau uns beschaftigt. Zu wissen, womit wir es zu tun haben, vereinfacht den Umgang und schafft Sicherheit. Zu benennen, was wir in uns beobachten und erleben, kann sehr beruhigend wirken.

Für Gefühle eine Sprache und einen Namen finden

Achte darauf, dass du beim Beschreiben und Benennen deiner Gefühle das Erlebte nicht gleich mit Worten erschlägst. Achte auf eine tolerante, wohlwollende, sachliche und vor allem auf eine nicht verurteilende Sprache. Denke daran, dass du die Worte, die du findest, auch freundlich und liebevoll in deinem Kopf erklingen lässt und nicht über das zu schimpfen beginnst, was du fühlst und benennst – du ahnst bestimmt schon, welche schwierigen Gefühle harte Worte und ein harscher innerer Ton bloß wieder wecken würden.

Was für eine Qualität haben die Gefühle in deinem Körper? Sind sie drückend, schwer, beengend, stechend, heiß, eisig oder gerade eher entspannend, warm, kribbelnd und belebend? Wohin in deinem Körper strahlen die Gefühle aus? Erlaube dir, ruhig und sanft zu atmen. ×

ALEX, der vor den meisten stärkeren Gefühlsregungen zurückschreckte, musste zusammen mit seinem Therapeuten zuerst ein geeignetes Vokabular erlernen, um innere Vorgänge beschreiben zu können. Dazu gehörte auch, sich nicht mit seiner Sprache zusätzlich selbst zu verletzen. Wenn er z.B. von seinem Therapeuten auf Tränen in seinen Augen angesprochen wurde, antwortete er früher: »Keine Ahnung, was das schon wieder soll, das ist nur wieder so eine überflüssige Selbstbemitleidung, das nervt und das hatte ich vor der Therapie nicht. Ich werde immer mehr zu einem elenden Gefühlsdusel!«

Die Aufgabe des Therapeuten war es, Alex nicht nur auf den abwertenden Sprachgebrauch aufmerksam zu machen, sondern ihm auch alternative freundlichere Ausdrucksweisen aufzuzeigen. Das klang dann etwa so: »Kann es sein, dass diese Tränen Ihre gesamte Traurigkeit und Einsamkeit ausdrücken? Ihr völlig natürliches und tiefmenschliches Bedürfnis, endlich einmal gesehen und getröstet zu werden? Dass diese Tränen einen innigen und wunderschönen Wunsch nach mehr Nähe und Liebe enthalten?«

Auf diese Weise wurde Alex sensibilisiert dafür, wie er über und mit sich selbst sprach und umging und er konnte eine neue, wohlwollendere und wärmere Sprache entwickeln.

4. Abstand zu Emotionen schaffen → Ungesund ist, wenn wir uns mit unseren Gefühlen so identifizieren und uns so von ihnen vereinnahmen lassen, dass diese eine unverhältnismäßig große Bedeutung für uns gewinnen. Dann engen sie uns ein und reduzieren unsere Handlungsmöglichkeiten. Wir sind nicht mehr in der Lage, das zu tun, was uns eigentlich wichtig wäre.

Manchmal beeindrucken uns Gefühle – aber auch Gedanken, Vorstellungen und Erinnerungen – derart, dass wir uns dazu verleiten lassen, genau das Gegenteil von dem zu tun, was uns im Grunde am Herzen liegt. Wir bewegen uns dann weg von unseren Wertvorstellungen, so wie ich z.B., als ich aus Ärger und Angst, um meinen Schlaf gebracht zu werden, mit meinem Sturmläuten das Grillfest des Nachbarn beendete.

Indem wir Gefühlen Raum geben, kann Abstand zu ihnen entstehen. Sie engen uns weniger ein und es wird leichter, sie so, wie sie gerade sind, auszuhalten, ohne irgendetwas verändern oder tun zu müssen.

Emotionen Raum geben und halten

Stelle dir vor, der Raum für deine Gefühle wäre unendlich, so wie der Himmel über uns. Für alle Gefühle gibt es genügend Platz, so wie es für alle Sterne und alle Wolken Platz im Himmel gibt.

Ein anderes Bild sieht so aus: Stelle dir deinen Geist als ein Glas Wasser vor und deine Emotionen und die mit ihnen zusammenhängenden Regungen als Sand im Wasserglas. Wirst du von Emotionen aufgewühlt, ist es so, als ob das klare Wasser sich trübt. Genauso trüben aufgewühlte Emotionen und Handlungsimpulse deinen Geist. Bewegst und schüttelst du das Glas nun als Reaktion oder aus einem Handlungsdrang heraus weiter, kommt es zu keiner Beruhigung oder Klärung. Hältst du das Glas jedoch still, kann sich der Sand mit der Zeit von selbst wieder setzen und das Wasser klärt sich. So ist es auch mit deinem Geist, wenn du innehältst. ×

5. Mit Emotionen umgehen → Ungünstige Reaktionen auf schwierige Gefühle bringen noch weitere schwierige Gefühle hervor. Scham, Schuldgefühle, Selbstablehnung und ruinierende Selbstkritik wecken Gefühle, die unser Alarmsystem ankurbeln. Wir laufen dann Gefahr, uns in einer Abwärtsspirale zu verlieren. Um uns beruhigen zu können, hilft Wohlwollen, Sanftmütigkeit und Engagement für uns selbst. Im letzten Kapitel, »Dem Leben einen Dreh geben« stelle ich dir verschiedene Möglichkeiten und Übungen vor, die solches Mitgefühl hervorbringen und stärken.

Vorher möchte ich dir schon die RAIN-Übung vorstellen, die dich bei starken Emotionen an die verschiedenen Stufen der Emotionsregulierung erinnern kann. RAIN ist ein Akronym und steht für Recognize (= Erkennen), Allow (= Erlauben), Investigate (= Untersuchen) und Non-Identification (= Nicht-Identifikation).

Die RAIN-Übung wird von unterschiedlichen Meditationslehrern gelehrt. Tara Brach, eine amerikanische Psychologin und Meditationslehrerin, hat dieser nützlichen Übung zur Regulierung schwieriger Emotionen ein ganzes Buch gewidmet.

Tara Brach (2020): Dein furchtloses Herz: Mit der RAIN-Methode schwierige Emotionen heilen. O.W. Barth, München.

Darin hat sie die Interpretation des Akronyms RAIN auf eine spannende Weise weiterentwickelt. Sie betrachtet das N in RAIN nicht weiter als Nicht-Identifikation, sondern neu als Nähren (Englisch: Nurture). Damit regt sie an, sich um das zu kümmern, worauf eine schwierige starke Emotion hinweist, und die Seele mit dem zu »nähren«, was für sie heilsam ist. Auf diese Weise führt sie ein mitfühlendes Engagement in die Übung ein und lässt dich zum Schluss der Übung bewusst deinen schwierigen Emotionen mit einer Prise Mitgefühl begegnen.

RAIN: Eine Übung bei starken schwierigen Emotionen

Wenn dich starke Emotionen überfluten und belasten, nimm dir einen Moment Zeit, um Folgendes auszuprobieren:

Erkenne, was im Augenblick genau geschieht – kannst du es wahrnehmen? Findest du Worte, um es zu benennen? Ist es Ärger oder Angst? Trauer oder Unsicherheit?

Erlaube deinem Erleben, da zu sein, gib ihm Raum, ganz so, wie es gerade ist, versuche dich für es zu öffnen und deine Gefühle sanft zu halten, kämpfe nicht gegen dein Erleben an und versink oder verliere dich nicht in ihm.

Untersuche sorgfältig und mit Interesse, was du gerade erlebst: Was sind deine Gefühle, Körperwahrnehmungen und Geistesregungen? Erkunde mit Neugier die Beschaffenheit deiner Emotionen noch genauer: Wo und wie in deinem Körper fühlst du sie am deutlichsten, wo nur dezent? Wie drücken deine Emotionen sich in deinem Geist aus – mobilisierend, energetisierend oder lähmend und ermüdend?

Nicht-Identifikation Was du fühlst, kommt und geht – es bestimmt nicht, wer du bist. Gedanken sind Gedanken – Gefühle sind Gefühle, sie sind nichts mehr als das.

Nähren Was brauchst du und was würde dir guttun in diesem Moment? Was ist gerade jetzt wirklich hilfreich für dich? Wenn du es gut mit dir meinst, was würdest du jetzt tun? ×

Neben den Schwierigkeiten, die uns unser hochsensibles Alarmsystem durch das Verkennen von vermeintlichen Gefahren und durch Fehlalarme beschert, liegen große Herausforderungen noch in einem weiteren Emotionsregulierungssystem, dem Beruhigungs- und Fürsorgesystem, das mit den Gefühlen Sicherheit, Geborgenheit und Verbundenheit korrespondiert.

Die Herausforderungen liegen in der Komplexität dieses Bindungssystems. Einerseits ermöglicht es uns das Erfahren von tiefer, lang währender Verbundenheit und Sicherheit, andererseits birgt es die Gefahr, seelisch schwer verletzt zu werden.

Schauen wir uns zunächst genauer an, warum wir über ein äußerst fragiles Bindungssystem verfügen und warum dieses derart entscheidend für unsere psychische Gesundheit ist.

Säugetiere, wie auch der Mensch, müssen zum Überleben zwingend Bindungen eingehen. Interessanterweise werden Verbundenheit und emotionelle Balance vom selben Regulationssystem gesteuert.

Wegen unseres verhältnismäßig großen Gehirns kommen wir Menschen als die unreifsten Lebewesen von allen zur Welt. Unser Überleben liegt nach unserer Geburt komplett in den Händen anderer Menschen. Bis wir biologisch ausgereift und nicht mehr auf die Fürsorge und Unterstützung durch eine Bezugsperson angewiesen sind, dauert es rund 18 bis 20 Jahre.

Damit Menschen sich derart geduldig und ausdauernd um ihren Nachwuchs kümmern und dessen Überleben sichern, hat die Natur uns mit einem entsprechend wirksamen Bindungssystem ausgerüstet, das uns befähigt und veranlasst, lang andauernde verbindliche Beziehungen einzugehen. Es erlaubt uns, lebenslängliche, ja sogar über den Tod hinausreichende Bindungen aufzubauen. Das ist eine wunderbare Gabe der Natur, die es uns ermöglicht, stabile, tragende und vertrauensvolle Beziehungen, Freundschaften und Verbindungen einzugehen und berührende emotionale Erfahrungen zu machen.

Erfahren wir in unserer Kindheit Nähe, Geborgenheit und immer wieder Momente des Beruhigtwerdens durch eine liebevolle Vertrauensperson, entwickeln wir einen sogenannten sicheren Bindungsstil. Um uns später im Leben einerseits entfalten, andererseits selbst beruhigen zu können und Sinn und Halt zu finden, benötigen wir die Fähigkeit, uns mit anderen Menschen, der Welt um uns herum und der Natur zu verbinden. Wir wissen u.a. durch die Arbeiten von John Bowlby, Karl Heinz Brisch und Daniel Siegel, dass diese Fähigkeit aus einer sicheren Bindung zu einer verlässlichen Bezugsperson entspringt. Und wir wissen, dass eine sichere Bindung die wichtigste Grundlage für eine psychisch gesunde Entwicklung ist.

Leider erleben viele eine andere Kindheit, eine ohne eine genügend verlässliche, liebevolle und feinfühlige Vertrauensperson, die die Bedürfnisse des Säuglings und Kindes adäquat zu beantworten versteht. Die Schattenseite unseres hochfunktionellen Bindungssystems und unserer frühen totalen Abhängigkeit von einer Bindungsperson ist eine ausgeprägte Verletzbarkeit unseres tief verankerten Bindungsbedürfnisses. Wenn wir, warum auch immer, keine wohlwollende und vertrauensvolle Bindung zu einem verantwortungsvollen Gegenüber in unserer Kindheit erleben und aufbauen konnten, führt das zu folgenschweren seelischen Verletzungen.

Heute ist unumstritten, dass emotionale Vernachlässigung von Kindern eine ähnlich verhängnisvolle Auswirkung hat wie körperlicher und psychischer Missbrauch. Emotionale Vernachlässigung wird deshalb inzwischen von vielen Fachleuten genau deshalb als eine Form von Missbrauch betrachtet.

Meine Klientinnen und Klienten sind manchmal sehr überrascht und verunsichert, wenn sie begreifen, was ihnen früher an Bindung, Fürsorge, Interesse, Anteilnahme, Verlässlichkeit und Liebe gefehlt hat. Oberflächlich betrachtet wirkt, was gefehlt hat, manchmal bedeutungsloser, als es bei genauerer Betrachtung für das betroffene Kind wirklich gewesen ist – hatten sie nicht alles, was sich andere wünschten? Sich einzugestehen, dass ihnen etwas fehlte, tut schlicht zu weh, um hinsehen zu können.

ALEX konnte sehr lange nicht genau hinsehen, auf was er in seiner Kindheit alles verzichten musste. Wie jedes gesunde Kind unternahm Alex alles Mögliche, um sich von seiner Mutter wahrgenommen und geliebt zu fühlen. Als kluges Kind fand er schnell heraus, dass sie am zugänglichsten für ihn war, wenn er sich möglichst unkompliziert und bedürfnislos ihr gegenüber verhielt. Wenn er Gefühle zeigte wie Traurigkeit oder Ärger, zog sich die Mutter von ihm zurück. Das verunsicherte und verletzte ihn und er versuchte verständlicherweise solchen Rückzug der Mutter mit allen Mitteln zu vermeiden. Das ging schließlich so weit, dass er auch als Erwachsener nie und unter keinen Umständen seine Mutter kritisierte oder sich etwas wünschte, was sie nicht wollte.

Später, in seiner Therapie, fiel es Alex ausgesprochen schwer zu erkunden, welche Rolle das Verhalten seiner Mutter bei der Entwicklung seines psychischen Zusammenbruchs gespielt hatte. Dass er in der Beziehung mit ihr nie lernen konnte, sich um sein inneres Erleben zu kümmern, und dass dies für seine angeschlagene psychische Gesundheit ausschlaggebend war, verstand er intellektuell recht schnell.

Über lange Zeit verteidigte er jedoch seine Mutter reflexhaft und betonte, was sie alles Gutes für ihn getan hatte und wie schön seine Kindheit gewesen war.
Zu erkennen, dass sie ihm keine sichere Bindung hatte anbieten können, hieß für ihn, sie zu kritisieren und ihr die Schuld für seine Krise zuzuschieben. Das weckte heftige Ängste in ihm. Er wollte nicht auch noch den letzten Rest an Verbundenheit mit ihr aufs Spiel setzen und verlieren. Jeder gefühlte, noch so kleine weitere Abstand zu seiner Mutter weckte unerträgliche Ängste, sie nun ganz zu verlieren.
Es brauchte viel therapeutische Unterstützung, bis Alex die Frage, was ihm als Kind gefehlt hatte, als Versuch begriff, seine Symptome besser zu verstehen. Beruhigen konnte ihn besonders der Gedanke, dass seine Symptome Hinweise auf seine eigenen inneren Konflikte enthielten und grundsätzlich nichts daran falsch sein konnte, sich um Ursachen von Symptomen zu kümmern.

Eine sichere Bindung zu einer verlässlichen Bezugsperson in der Kindheit ist ausschlaggebend für unsere psychische Gesundheit:
weil wir im Rahmen einer solchen Beziehung lernen, uns zu beruhigen und unsere Emotionen zu regulieren,
weil die Fertigkeit, uns zu beruhigen und unsere Emotionen zu regulieren, eine zentrale Voraussetzung für eine gesunde psychische Entwicklung ist.

Nicht nur Alex und Sandra haben keine sichere Bindung in ihrer Kindheit erlebt. Vielleicht fragst du dich jetzt mit Recht: Was solls, meine Kindheit ist doch schon lange vorbei! Was gibt es, das mir hier und jetzt hilft?

Dazu möchte ich gerne etwas genauer auf die körperliche Komponente von schmerzhaften Emotionen eingehen. Vielen Menschen gelingen der Zugang zu sich selbst und zu ihren Gefühlen und die Selbstregulierung am besten über ihren Körper. Das spannende Wissen darum ist mehrere Tausend Jahre alt. Es wurde von zahlreichen ganzheitlichen Weisheitstraditionen aufgenommen und z.B. durch Yoga, Taiji, Chanting, rituelle Tänze und Meditation in formalen Übungen manifestiert. Bei allen spielt der Atem eine zentrale Rolle, denn dieser erlaubt uns, auf einfache Weise direkt Einfluss auf unser autonomes Nervensystem zu nehmen.

Wie das funktioniert, möchte ich dir im nächsten Abschnitt zeigen, damit du dein Beruhigungssystem auch direkt über deinen Körper aktivieren kannst.

Wie unser autonomes Nervensystem unser Erleben von Sicherheit und Bedrohung steuert

Über das autonome Nervensystem werden alle lebenswichtigen Funktionen wie die Herzfrequenz, die Atmung, die Verdauung oder unser Stoffwechsel kontrolliert und gesteuert. Autonom wird dieses Nervensystem genannt, weil es das körperliche Funktionieren sämtlicher Organe steuert, ohne dass wir es willentlich beeinflussen könnten. Die große und wichtige Ausnahme ist die Atmung. Im Gegensatz z.B. zu unserem Blutdruck, den wir nicht direkt steuern können, ist es uns möglich, bewusst und willkürlich schneller oder langsamer und oberflächlicher oder tiefer zu atmen.

Die Aktivität des autonomen Nervensystems und unserer inneren Organe nehmen wir in unserem Alltag kaum bewusst wahr. Ohne dass wir daran denken müssen; arbeiten unsere überlebenswichtigen Organe wie unser Herz oder unsere Verdauungsorgane tagein und tagaus koordiniert zusammen. Auch komplexere Reaktionen unseres Körpers, wie wir auf Bedrohung reagieren oder uns bei Sicherheit verhalten, werden wesentlich durch das autonome Nervensystem gesteuert.

Die Erkenntnisse, wie unser Sicherheits- oder Bedrohungserleben durch das autonome Nervensystem reguliert wird, verdanken wir vor allem dem amerikanischen Psychiater und Physiologen Stephen Porges. Er hat seine Erkenntnisse in der polyvagalen Theorie zusammengetragen (Porges & Dana 2019).

Diese ist deshalb so wertvoll, weil sie uns die Funktion unterschiedlicher Reaktionen auf Bedrohung erklärt und aufzeigt, welche körperlichen und psychischen Symptome sich aus ihnen heraus entwickeln können. Psychiatrische Symptome wie Panik, psychotische Ideen oder Dissoziation auf ihre biologische Funktion hin untersucht, ergeben plötzlich einen tieferen Sinn. Ich erlebe regelmäßig, wie Patientinnen und Patienten sich zum ersten Mal selbst begreifen und akzeptieren können, wenn sie die Funktion hinter ihren Symptomen und Verhaltensmustern erkennen und verstehen. Es wird deutlich, wie menschlich und »normal« ihre Symptome sind, und das hat etwas Beruhigendes. Schauen wir uns deshalb die Kernaussagen von Porges etwas genauer an.

Die Funktionsweise unseres autonomen Nervensystems wird klassischerweise als Wechselspiel zweier Systeme dargestellt. Während der Sympathikus jenes System bezeichnet, welches uns in Stress versetzt, reguliert der Parasympathikus unseren Körper in der Entspannung. Der zentrale Nerv des Parasympathikus ist der Vagusnerv. Dieser innerviert praktisch sämtliche inneren Organe. Es ist das Verdienst von Stephen Porges, dass wir heute wissen, dass dieser Vagusnerv selbst auch aus mehreren Teilen besteht, einem älteren Teil und einem neueren Teil, der ausschließlich bei Säugetieren zu finden ist. Dieser neue Vagusast ermöglicht Verbundenheit, die Umsorgung und Beruhigung eines Gegenübers und von uns selbst. Porges spricht von der Aktivierung des »Social-Engagement-System« (SES).

Die Aktivierung des Social Engagement System geht mit dem Erleben von Sicherheit und Beruhigung einher. In diesem Zustand können wir uns für die Welt und Menschen öffnen, präsent sein und uns verbunden fühlen, das Leben zeigt sich voller Möglichkeiten und ist schön.

Fühlen wir uns bedroht, kann entweder der Sympathikus, der Gegenspieler des Parasympathikus, dominieren und zu Mobilisierung führen. Oder der alte Vagusast wird überwiegend aktiviert und führt zu einer Immobilisierung. Die mobilisierende Reaktion auf Bedrohung drückt sich aus durch Kampf, Flucht oder Erstarrung (Fight – Flight – Freeze). Dabei erhöhen sich Herz- und Atemfrequenz, der Blutdruck steigt, die Schweißproduktion wird angeregt und die Psyche zeigt Angst, Ärger, Ekel oder Verachtung. Im Falle jedoch von auswegloser und lebensbedrohlicher Gefahr setzen Lebewesen nicht mehr auf aktive Abwehr, sondern auf Schutz durch Immobilisierung und einen Shutdown des gesamten Systems.

Der Totstellreflex ist entwicklungsgeschichtlich die älteste Abwehrreaktion. Sie wird durch den alten Vagusast reguliert und kommt bei allen Lebewesen vor, die ein Nervensystem haben. In diesem Zustand werden alle Körperreaktionen heruntergefahren bis hin zum Totstellreflex, bei dem, wie bei der Maus in der Schnauze der Katze, die Muskeln ohne Tonus den Körper schlaff in sich zusammensinken lassen.

Der Totstellreflex ist nicht zu verwechseln mit der Erstarrungs- und Freeze-Reaktion, die zumindest eine teilweise Mobilisierung der Körperfunktionen durch den Sympathikus erfordert. In der Immobilisierung sucht auch das psychische System Schutz. Bei uns Menschen u.a. durch Rückzug, Scham, Niedergeschlagenheit, Abspaltung und Gefühllosigkeit.

Es ist sehr hilfreich zu wissen, dass unser Normalzustand nicht ein stetig aktiviertes Social Engagement System ist, das mit einem Gefühl der Sicherheit und Verbundenheit einhergeht. Porges hat gezeigt, dass gesunde Säugetiere – ähnlich wie ein Radarsystem – unbewusst ständig ihre Umgebung und ihr Inneres nach Gefahrensignalen scannen. Dieses Radarsystem nennt Porges Neurozeption. Als Teil des autonomen Nervensystems ist es permanent aktiv.

ABBILDUNG 17 **Die polyvagale Leiter: die drei Sicherheitsstufen mit den entsprechenden Gefühlen** (nach PORGES & DANA 2018, S.192)

Social Engagement System

Sicherheit und Verbundenheit

Mobilisierung

Angst, Ärger, Ekel oder Verachtung

Shutdown

Rückzug, Scham, Niedergeschlagenheit, Abspaltung und Gefühllosigkeit

Für die Aktivierung unseres Social Engagement System brauchen wir gute Gründe. Es ist nicht der automatisch eingestellte natürliche oder physiologische Zustand.

Alle drei Sicherheitsstufen des autonomen Nervensystems gehören zu uns, ihre Entwicklung ist Teil der Evolution. Meistens dominiert eine der drei Stufen, auch wenn sehr schnelle Wechsel möglich sind. Für die Gesundheit kritisch wird es erst, wenn eine längere Fixierung und Erstarrung in einem Zustand erfolgen, wenn das Wechselspiel verschiedener Sicherheitszustände verloren geht, das Social Engagement System nicht mehr in Schwung kommt, weil über länger keine Signale für Sicherheit mehr empfangen werden konnten.

Wenn uns jemand – auch wir selbst – hasst, abweist oder verletzt, fühlen wir uns bedroht und reagieren entweder mit Mobilisierung oder Shutdown. Wiederholen sich solche traumatisierenden Erfahrungen und werden sie wie bei Sandra permanent erlebt, kommt das Alarmsystem irgendwann nicht mehr zur Ruhe. Im Gegenteil, es reagiert immer öfter, schneller und sensibler auf alle möglichen Gefahren. Denken, Fühlen, Vorstellen, Erinnern, Wünschen, Planen und Handeln geschehen dann fast nur noch aus dem Alarmzustand heraus und dienen allein dem Ziel, uns zu schützen.

Wie wir gesehen haben, ist es uns aus rein biologischen Gründen bei Gefahr nicht möglich, uns unbeschwert verbunden zu fühlen. Nun ist nachvollziehbar, was für eine langwierige, die Geduld mehrfach auf die Probe stellende Herausforderung es für Sandra sein musste, sich einer Vertrauensperson gegenüber zu öffnen und verbunden zu fühlen.

Und noch etwas ist nun deutlich geworden: Der Weg die Leiter hoch, vom Shutdown ins Social Engagement System, führt – ob es uns gefällt oder nicht – über den Zustand der Mobilisierung mit allen dazugehörenden unangenehmen körperlichen und psychischen Anzeichen.

SANDRAS Radarsystem empfing schon in ihrer Kindheit praktisch keine Signale, die Sicherheit anzeigten. Ihr Social Engagement System konnte sie in dem Umfeld, in dem sie aufwuchs, nicht richtig erfahren.

Ihre Sicherheitslage wechselte hauptsächlich zwischen Mobilisierung und Shutdown.

In ihrer Therapie lernte sie ihre psychischen Symptome als Ausdruck ihres permanent aktivierten Bedrohungssystems zu begreifen. Als junges Kind hatte sie sich durch die unberechenbaren Verhaltensweisen ihres psychisch kranken Vaters und das Fehlen einer umsorgenden Mutter bedroht gefühlt. In der Pflegefamilie, in der sie missbraucht wurde, stellte ihr autonomes Nervensystem weiter auf Mobilisierung. Sie wehrte sich durch heftige und laute Wutausbrüche und suchte Verständnis und Zuwendung durch selbstverletzendes Verhalten. Nachdem ihre Bedürfnisse nicht wahrgenommen und verstanden wurden und die Lage für sie gefühlsmäßig immer lebensbedrohlicher wurde, kam mehr und mehr auch das Shutdown-System zum Zuge. Sandra zog sich immer mehr in ihre eigene Welt zurück, spaltete ihren seelischen Schmerz ab (= dissoziierte) und entwickelte psychotische und wahnhafte Symptome.

Mit Geduld und in Verbundenheit zu einer Vertrauensperson lernte sie das Social Engagement System neu kennen. Zunächst waren es nur Momente mit bloß einem Hauch von Verbundenheitsgefühlen. Sie lernte, ihre persönlichen Reaktionen in der Mobilisierung und der Immobilisierung sehr gut wahrzunehmen und diese und sich selbst nicht mehr als falsch zu verurteilen. Mutig erlaubte sie sich, trotz vieler Enttäuschungen und Ängste, ihrem Wunsch nach Beruhigung und Verbundenheit aktiv nachzugehen.

Wichtig für sie war zu erleben, dass ihre Mutter genauso wie ihre Therapeutin für sie da waren und keine Angst vor ihren Symptomen hatten, egal in welchem Zustand sie war. Zu wissen, dass der Weg die Leiter hoch ins Social Engagement System über die äußerst unangenehmen Gefühle der Mobilisierung führt, half ihr, die dabei auftretenden Ängste besser auszuhalten.

Im letzten Kapitel, »Dem Leben einen Dreh geben«, wirst du verschiedene Übungen kennenlernen, um dich flexibler auf der Leiter der Sicherheitsstufen bewegen zu können und häufiger die Geborgenheit und Offenheit des Social Engagement System zu erleben.

EXKURS zum Unterschied von Gilberts Beruhigungs- und Fürsorgesystem und Porges' Social Engagement System

In diesem Kapitel hast du zwei verschiedene Modelle kennengelernt, die einerseits die menschliche Alarmreaktion und andererseits die Beruhigungs- und Besänftigungsreaktionen beschreiben. Während das CFT-Modell der Emotionsregulierung das Erleben und die Funktion unterschiedlicher Reaktionen vorwiegend aus psychologischer Sicht beschreibt, stellt das Modell des Psychiaters und Neurophysiologen Stephen Porges die Steuerung von Sicherheits- und Bedrohungsreaktionen auf der Basis der Neurobiologie dar. Da wir die Psyche nicht vom Körper loslösen können, sind beide Systeme eng miteinander verknüpft, aber nicht identisch.

Aus neurologischer Sicht ist die Regulierung unseres Sicherheitserlebens hierarchisch organisiert. Wenn wir uns sicher und verbunden fühlen und beruhigt sind, ist der neue Vagusast beteiligt und das Social Engagement System ist aktiviert. Bei Bedrohung reagiert unser autonomes Nervensystem mit Mobilisation durch den Sympathikus und bei Ausweglosigkeit mit Immobilisation durch den alten Vagusast des Parasympathikus.

Aus psychologischer Sicht lässt sich die Emotionsregulierung durch drei unterscheidbare Systeme gut verstehen. Diese sind nicht hierarchisch organisiert, sondern werden als drei Kreise dargestellt. Das Verbundenheits- und Fürsorgesystem schafft emotionelle Balance und der neue Vagusast und das Social Engagement System sind dabei beteiligt.

Das Alarm- und Bedrohungssystem weckt Gefühle wie Angst, Ärger oder Ekel. Der Körper reagiert hier entweder mit Mobilisierung oder Immobilisierung. Das Anreiz- und Antriebssystem kann je nach Kontext mit Sicherheitserleben und Zufriedenheit, aber auch mit viel Unsicherheit, innerem Druck, einem Bedrohungsgefühl und Ängsten einhergehen.

Das Wichtigste in Kürze

Im Verlauf der Entwicklung des Menschen mussten verschiedene Kompromisse eingegangen werden. Wegen unseres großen Gehirns kommen wir als völlig unreifes Lebewesen zur Welt und sind für Jahrzehnte abhängig von der Fürsorge und der Liebe erwachsener Bezugspersonen. Ein hochdifferenziertes Bindungssystem ermöglicht uns das jahrelange Aufziehen von Nachkommen wie auch das Eingehen von lebenslangen, verbindlichen Beziehungen.

So schön langjährige Bindungen sein können, so sehr sind wir durch unser Bindungsbedürfnis auch verwundbar. Unsere Fähigkeit der Emotionsregulierung und Selbstberuhigung hängt von unseren frühen Bindungserfahrungen ab und davon, wie wir Beruhigung und Besänftigung erfahren haben. Unsichere und verletzte Bindungen zu wichtigen Bezugspersonen gelten als Risikofaktoren für psychische Erkrankungen.

Bei Lebewesen mit einem Nervensystem werden das Erkennen von Gefahren und die Reaktion darauf durch das autonome Nervensystem gesteuert. Säugetiere verfügen dabei über zwei Möglichkeiten, auf Gefahren zu reagieren. Bei der ersten Möglichkeit kommt der Sympathikus zum Zuge und führt zu einer körperlichen und psychischen Mobilisierung (Kampf-, Flucht-, Freeze-Reaktion). Lebensbedrohlich erlebte Situationen können als weitere Möglichkeit zu einer Shutdown- oder Immobilisierungsreaktion bis hin zu Bewusstlosigkeit oder Totstellungsreaktion führen. Diese Reaktion wird von dem älteren Teil des für den Parasympathikus so zentralen Vagusnerven ausgelöst. Der neue Ast des Vagusnerven dagegen reguliert das Sicherheitserleben von Säugetieren durch Aktivierung des sogenannten Social Engagement System.

Psychologisch betrachtet verfügen wir über drei Emotionsregulierungssysteme. Es sind dies das Alarm- und Selbstschutzsystem, das Anreiz- und Antriebssystem und das Beruhigungs- und Fürsorgesystem. Letzteres wird aktiviert beim Erleben von Verbundenheit, Geborgenheit und Beruhigung. Die Aktivierung dieses Systems ist von zentraler Bedeutung für die Herstellung von emotionaler Balance und Ausgewogenheit.

Wir Menschen beruhigen uns in Verbundenheit und schaffen Verbundenheit durch Beruhigung.

Menschen mit psychischer Erkrankung haben häufig wenig Verbundenheit und Beruhigung erlebt und befinden sich in einem beinahe permanenten Alarmzustand.

Gefühle, auch schwierige Gefühle gehören zu unserer Natur und haben immer eine wichtige ursprüngliche Funktion. Ignorierte schwierige Gefühle können zu problematischen Gefühlsknäueln führen und schließlich zu Symptomen.

Der Umgang mit schwierigen Gefühlen, Selbstberuhigung und Selbstregulation können von allen, die dies gerne wollen, gelernt werden, auch wenn der Weg lang sein kann. Entscheidend dabei ist, sich selbst und den eigenen schwierigen Gefühlen und Symptomen mit Mitgefühl zu begegnen und sich immer wieder zu beruhigen.

Mitgefühl lässt sich wie ein Muskel trainieren. Es gehört dazu, dass beim Training von Mitgefühl individuelle Vorbehalte, Blockaden und Ängste auftreten. Indem wir sie erkennen und sie interessiert erkunden, lernen wir sie besser kennen. So verlieren sie an Einfluss und stehen unserem Mitgefühlstraining nicht mehr im Wege.

Dem Leben einen Dreh geben

»Gesund zu werden war für mich ein Prozess des Lernens. Damit ist es wie mit anderen Dingen, die man gelernt hat, Fahrradfahren oder Lesen zum Beispiel: Wenn man es erst einmal gelernt hat, muss wirklich einiges geschehen, dass man es wieder verlernt.« ARNHILD LAUVENG

Eine heilsame, offene und engagierte Haltung sich selbst und anderen gegenüber kann jeder Mensch durch Üben lernen. Ich finde es sehr ermutigend zu wissen, dass inzwischen die moderne neurologische und psychologische Forschung bestätigt hat, dass Mitgefühl, ähnlich einem Muskel, trainierbar ist (Davidson 2018). In diesem Kapitel stelle ich dir deswegen eine Auswahl von Übungen vor, mit denen du Beruhigung und Mitgefühl schrittweise erfahren, lernen und wie einen Muskel aufbauen kannst.

Das Üben zählt, nicht das Ergebnis

Es ist wichtig, dass du dich in deinem eigenen Tempo an die Übungen herantastest. Regelmäßiges Training wird dir helfen, dein Beruhigungs- und Fürsorgesystem zu aktivieren. Behalte im Blick, dass es bei diesen Übungen nicht in erster Linie darum geht, einen bestimmten körperlichen oder emotionellen Zustand anzustreben. Es ist die Absicht, etwas Gutes für unsere Gesundheit zu tun, die unserem Leben einen Dreh verleiht, und nicht ein Ziel, dem wir keuchend hinterherlaufen.

Der springende Punkt ist, dass wir ohne Voreingenommenheit und überhöhte Erwartungen an die Übungen herangehen: mit Offenheit und unserem Anfängergeist, der nicht schon alles besser weiß, sondern neugierig bleibt. Dann können sich langfristig Beruhigung und angenehme Empfindungen einstellen.

Das Gemeinsame aller Übungen ist, dass sie uns mit unserem Beruhigungs- und Fürsorgesystem verlinken und es aktivieren. Diese Erfahrung kann jeder machen, es braucht vor allem geduldiges Dranbleiben. Durch das Wiederholen dieser Erfahrung bilden Nervenzellen neue und stärkere Verknüpfungen aus. Dadurch werden die Momente der Geborgenheit und Sicherheit immer mehr. Das Erstaunliche ist, dass bereits kurzes und regelmäßiges Üben von nur fünf bis zehn Minuten pro Tag sich über die Zeit positiv auf unsere Gesundheit auswirken kann (vgl. z. B. Xu u. a. 2017).

Einige Übungen werden dir leichtfallen, andere werden dir richtig schwer vorkommen. Beginne mit Übungen, die dich spontan ansprechen. Bleibe für eine Weile dabei, um Erfahrungen sammeln zu können. Am besten achtest du gleich von Beginn an auf Hindernisse, die sich dir beim Üben in den Weg stellen. Sie gehören dazu und sind keine Anzeichen dafür, dass mit dem Üben etwas nicht gut läuft. Sie zeigen einfach unsere Schwierigkeiten auf, uns selbst eine freundliche Aufmerksamkeit entgegenzubringen.

Für Menschen, die in ihrer Seele verletzt wurden oder an einer psychischen Erkrankung leiden, können Selbstberuhigung und Selbstfürsorge manchmal Widerwillen und abstoßende und beängstigende, unangenehme Gefühle wecken. Falls du bemerkst, dass dich die Übungen emotionell stark belasten oder sie dich zu destabilisieren drohen, überlege dir therapeutische Hilfe zu suchen, um die Übungen in einem sicheren Rahmen kennenlernen zu können.

Selbstberuhigung und Selbstfürsorge gehen mit einer Annäherung an sich selbst und eben auch an sein verletzliches Selbst einher. Blockaden dabei sind deshalb natürlich und zu erwarten.

Du wirst später in diesem Kapitel noch Gelegenheit finden, deine persönlichen Übungshindernisse zu entdecken, und Möglichkeiten kennenlernen, wie du sie aus dem Weg räumen kannst. Das Wichtigste ist, dass du dir immer wieder vergegenwärtigst, warum Selbstberuhigung und Selbstfürsorge für dich gut sein können und wofür du sie kultivieren möchtest: um etwas für deine Gesundheit und deine Lebensfreude zu tun.

Aus dem Wissen und der Erfahrung, dass Selbstfürsorge und Selbstmitgefühl bei uns allen eng mit unserer Verletzbarkeit zusammenhängen, lege ich dir ans Herz, beim Üben sehr behutsam mit dir umzugehen und dich in kleinen Schritten voranzutasten. Schon einzelne kleine Momente von Offenheit und Wohlwollen für andere oder sich selbst können sich ausdehnen und vertiefen.

Die Übungen, die nun folgen, sind in ihrer Wirkung langfristig angelegt. Das heißt aber auch, sie sind kein Notfallmittel in akuten Krisen. In der Praxis sind Patienten immer wieder darüber enttäuscht, dass sich ihre Belastung nach den ersten Übungen nicht im Geringsten verändert hat. Das ist nicht überraschend.

Mitgefühlsübungen können kein Leid wegmachen, sie schaffen gegen Leid eine gesunde innere Atmosphäre. Das bewirkt langfristig enorme Entlastung und manchmal Heilung.

Für viele Leute hat es sich als günstig erwiesen, über die Atmung mit ihrem Körper und so mit sich selbst in Kontakt zu kommen. So bildet die Übung »Einen beruhigenden Atemrhythmus finden« (siehe

S. 123) einen guten Einstieg und eine gute Grundlage für alle weiteren Meditationen. Bereits in dem Kapitel »Der Wirklichkeit in die Augen sehen« wurde beschrieben, wie Achtsamkeit eine grundlegende und äußerst wirksame Praxis ist. Für viele Menschen ist und bleibt achtsames Atmen die wichtigste und hilfreichste Übungspraxis von allen Achtsamkeitsübungen, auf die sie immer wieder zurückkommen.

Zu Beginn kann das Fokussieren auf den Atem vorübergehend verunsichern und irritierend sein und anstatt zu Beruhigung zu mehr Unruhe führen. Meistens legt sich das schnell. Um dir einen möglichst angenehmen Einstieg zu ermöglichen, möchte ich dir drei Varianten der Atemberuhigung vorstellen. Danach nähern wir uns schrittweise dem Mitgefühl, lernen seine Eigenschaften kennen und wie wir die dazugehörigen Fertigkeiten kultivieren können.

Selbstberuhigung üben

Die Aufmerksamkeit sanft auf die Atmung zu richten und seinen beruhigenden Atemrhythmus zu finden, ist eine der kraftvollsten und effektivsten Beruhigungsmöglichkeiten überhaupt. Über das Finden eines angenehmen und entspannenden Atemrhythmus lässt sich der jüngste Teil des autonomen Nervensystems aktivieren (der neue vordere Vagusast des Parasympathikus, siehe S. 110), durch den auch andere, mit dem Atem verbundene Körperfunktionen wie die Herzfrequenz und der Blutdruck herunterreguliert werden können. Parallel werden Stoffwechselfunktionen so gesteuert, dass Erholung und der Aufbau körpereigener Reserven möglich werden.

Die Atmung ist für uns eine einmalige und praktische Möglichkeit, direkt in die Wirkweise des autonomen Nervensystems einzugreifen und dieses zu beeinflussen. Durch Verlangsamung und Fokussierung auf die Ausatmung können wir den »Ruhenerv« selbst anknipsen. Das Social Engagement System (siehe S. 110 ff.) wird aktiviert und eine warme, offene Verbundenheit mit sich selbst, mit anderen und der Welt wird möglich. Wenn der Körper sich beruhigen kann, findet auch unsere Seele Ruhe und ein Gefühl von Sicherheit.

Viele Menschen, die von einer psychischen Erkrankung betroffen sind, können sich selbst sehr schlecht beruhigen und leben fast andauernd in einem Alarmzustand. Bei Mobilisierung durch akuten psychischen Stress und Angst beobachten wir typischerweise eine beschleunigte oberflächliche und flache oder auch stockende Atmung. Der Körper stellt sich auf Kampf oder Flucht ein und pumpt sich mit Energie und Sauerstoff voll. Die Körperempfindungen sind unangenehm und triggern häufig noch mehr Angst. Auf die Atmung zu achten und ein paarmal ruhig durchzuatmen, kann bereits zu einer ersten Beruhigung beitragen. Mit Übung wird das Anknipsen des Parasympathikus durch achtsames Atmen immer einfacher, die beruhigende Wirkung tritt verlässlich ein und eine Art Ruhepolster wird aufgebaut, das mehr und mehr Stress abzufedern vermag. Unsere Stresstoleranz nimmt zu.

Anregungen für Atemübungen

Die erste Übung ist eine Atemmeditation. Die zweite Übung ist vor allem für Leute geeignet, die nicht gerne meditieren und sich lieber durch eine App anleiten lassen, den Fokus von belastenden Gedanken und Gefühlen weg auf etwas Visuelles außerhalb des eigenen Körpers zu lenken. Die dritte Atemübung wird für viele Leute überraschenderweise irgendwann die spannendste. Hier zählst du ganz einfach deine Atemzüge. Vielleicht versuchst du alle drei Übungen und konzentrierst dich dann auf diejenige, die dir am meisten zusagt.

Vorbereitung für alle Übungen

Plane in deinem Alltag wenigstens fünf bis zehn Minuten für dich ein, in denen du nicht gestört wirst. Finde möglichst jeden Tag einen idealen Moment zur gleichen Zeit. Richte dir einen einfachen, möglichst wohligen Platz her mit allem, was dich beim Üben unterstützen kann, wie z.B. Sitzkissen, Stuhl, Wolldecke, Wollstrümpfe, schönes Licht, angenehmen Duft, bestärkende Bilder oder Gegenstände. Informiere die Leute um dich herum, dass du während deiner Übungen nicht gestört werden möchtest. Stelle dein Smartphone und andere mögliche störende Geräte ab (oder auf Flugmodus). ×

Einen beruhigenden Atemrhythmus finden

Finde eine aufrechte und auch entspannte Sitzhaltung auf einem Stuhl oder einem Sitzkissen. Richte deine Aufmerksamkeit nun auf den Atem. Schaue, wo in deinem Körper du am besten deinen Atem wahrnehmen kannst. Verweile hier für ein paar Atemzüge.

Versuche dann das Ausatmen ein klein wenig auszudehnen und zu verlangsamen – nur so weit, wie es für dich angenehm ist. Verweile erneut mit deiner Aufmerksamkeit auf deiner Atmung.

Falls du abgelenkt wirst, dich Gedanken wegtragen und du bemerkst, dass du mit deinem Geist gar nicht mehr beim Atem bist, ist das eine völlig normale Erfahrung. Sie bedeutet nicht, dass dir die Übung nicht gelingt. Unser Geist ist äußerst lebendig und zieht viel Aufmerksamkeit auf sich. Bringe den Fokus einfach sanft wieder auf den Atem zurück.

Schau, ob du das Ausatmen noch ein kleines Stück mehr ausdehnen und verlangsamen kannst. Wiederum nur so weit, wie es angenehm für dich ist. Achte bewusst auf die Pausen zwischen dem Ausatmen und dem Einatmen.

Versuche dann, eine weiche, runde Atembewegung zu finden. Sie muss gar nicht besonders tief sein, sondern vielmehr sanft und fließend.

Versuche nun dort, wo du am besten spüren kannst, dass du atmest, weich zu werden und, so gut es geht, alle Muskeln, die du zum Atmen brauchst, zu entspannen. Das sind vor allem die Bauchmuskeln, die Muskeln auf Höhe des Solarplexus oder des Zwerchfells und die Muskeln des Schultergürtels. Beobachte, wie sich diese weiche Atembewegung auf dich auswirkt. Ist es angenehm oder eher unangenehm? Übe so lange, wie du magst. ×

Anleitung per App

Dafür brauchst du entweder ein Smartphone, ein Tablet oder einen Computer. Du findest heute eine ganze Auswahl an Apps mit beruhigenden Atemübungen, z.B. auf Deutsch »Breath Ball« unter breathball.com und in englischer Sprache die Apps »Breathing Zone« oder »Deep Breathing Exercises Relax«. Sie funktionieren in der Regel ganz einfach und alle sehr ähnlich. Du folgst mit der App der Bewegung einer Kugel oder Blume, die beim Einatmen immer größer und beim Ausatmen wieder kleiner wird.

ABBILDUNG 18 Die Atemkugel

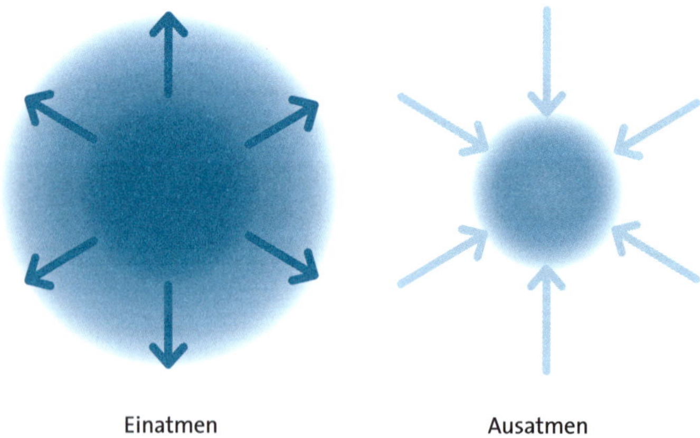

Wie lange du trainieren möchtest, kannst du einstellen. Wenn solche Übungen für dich neu sind, empfehle ich dir, mit einem täglichen fünfminütigen Training zu beginnen.

Die Geschwindigkeit von Ein- und Ausatmung sollte ebenfalls individuell eingestellt werden können. Günstig ist, wenn die Ausatmung etwas mehr Zeit braucht als die Einatmung. Stelle die Geschwindigkeit so ein, dass sie angenehm und natürlich für dich ist und deiner Atemfrequenz möglichst ähnlich.

Was leider in keiner mir bekannten App erwähnt wird und neben dem beruhigenden Atemrhythmus sehr wirkungsvoll ist, ist auch hier, auf eine sanfte und fließende Qualität der Atembewegung zu achten. ×

21 Atemzüge zählen

Finde eine aufrechte und entspannte Sitzhaltung auf einem Stuhl oder einem Sitzkissen. Richte deine Aufmerksamkeit nun auf den Atem. Schaue, wo in deinem Körper du deinen Atem am besten wahrnehmen kannst. Verweile hier für ein paar Atemzüge. Dann versuche die Ausatmung ein klein wenig auszudehnen und zu verlangsamen – nur so weit, wie es für dich angenehm ist.

Bleibe nun mit deiner Aufmerksamkeit bei deiner Atmung und beginne Atemzug für Atemzug zu zählen. Zähle langsam über die gesamte Dauer des Ausatmens hinweg. Um das Einatmen brauchst du dich bei dieser Übung nicht zu kümmern – vertraue darauf, dass es von selbst geschieht.

Versuche auf diese Weise bis 21 zu zählen. Dass dein Geist dabei immer wieder abschweift, gehört dazu und ist keine Schwäche. Der Kern der Übung ist, immer wieder deine Aufmerksamkeit sanft auf den Atem zurückzulenken. Es ist ganz normal, dass unsere Gedanken früher oder später wegdriften und wir aus dem Zählen herausfallen. Fange dann einfach wieder bei 1 an. Falls du dennoch bis 21 kommst, herzliche Gratulation! Für heute hast du es geschafft!

PS: Zahlen sind Geschmackssache! Selbstverständlich wählst du eine eigene aus, falls dir die Zahl 21 nicht gefällt oder unsympathisch ist. ×

? Wie sind deine ersten Erfahrungen? Ist dein Geist abgewandert und war er sehr aktiv? Ließ er sich zur Rückkehr zum Atem einladen? Vielleicht willst du die Übung noch an einem anderen Ort oder zu einer anderen Zeit ausprobieren?

Wenn du gemerkt hast, dass du dich selbst zu beruhigen vermagst, ist der Moment gekommen, wo das Mitgefühl für andere und für dich selbst Fuß fassen kann.

Annäherung an Mitgefühl: Was Mitgefühl ist – und was es nicht ist

Mitgefühl hast du in den Therapiesequenzen mit Alex und Sandra schon kennenlernen können. Zwei Situationen möchte ich gerne nochmals aufgreifen, weil sie zeigen, was Mitgefühl wirklich ist. In beiden Fällen zeigt sich Mitgefühl durch kleine, aber entscheidende Momente von mutigem Sichöffnen und Engagement für sich selbst.

ALEX wäre am liebsten aufgesprungen, als sein Therapeut ihn fragt, ob er vielleicht Angst vor seiner Trauer hätte. Trotz der unangenehmen Anspannung und der großen Ängste vor seiner Traurigkeit bleibt er aber sitzen. Das ist ein Moment echten Mitgefühls mit sich selbst. Für einen kleinen Moment kann Alex seine weichen Anteile, die Traurigkeit und den Schmerz über den Verlust seiner Frau genau spüren. Er lässt sogar eine weitere Person daran Anteil nehmen und fühlt sich durch ihr Verständnis wahrgenommen und verstanden und kann sich ein wenig beruhigen.

SANDRAS Mitgefühl zeigt sich unter anderen in dem Moment, als sie beginnt, ihr fundamentales Misstrauen Menschen gegenüber infrage zu stellen. Trotz starker gemischter Gefühle überlegt sie, ob wirklich alle Menschen es nur schlecht mit ihr meinen und für sie eine Gefahr sind. Langsam kann sie sich für die Fürsorge ihrer Mutter und ihrer Therapeutin öffnen und ein Gefühl von Verbundenheit mit ihnen entdecken. Das wiederum schafft neue heilsame, beruhigende Möglichkeiten im Umgang mit ihren schmerzhaften Symptomen.

Wir sehen an beiden Episoden, dass Mitgefühl immer auf Leid bezogen ist. Im Unterschied zu Freundlichkeit und Empathie beinhaltet es immer den Wunsch, sich bestmöglich um einen Schmerz kümmern.

Diesen Punkt heben auch die prägnanten Beschreibungen und Definitionen von bekannten Experten hervor:

Paul Gilbert: »Mitgefühl ist die Sensibilität und das Sichöffnen und Berührenlassen vom eigenen Leid und dem von anderen, zusammen mit dem tiefen, starken Wunsch, das Beste zu tun, um dieses Leid zu lindern und zu verhindern.« (Gilbert u. Choden 2013, S. 94, Übersetzung M.T.)

Christina Feldman und Willem Kuyken: »Mitgefühl ist die Anerkennung, dass nicht jeder Schmerz repariert oder gelöst werden kann, aber jedes Leiden leichter wird in einem mitfühlenden Umfeld.« (Feldman & Kuyken 2011, S. 144, Übersetzung M.T.)

Jetzt ist hoffentlich für alle klar, dass Mitgefühl wirklich nichts Sülziges, Schwaches, Pinkiges oder Abgehobenes ist und bloß etwas für Frauen, Fromme oder Esoteriker. Natürlich kann Mitgefühl im entsprechenden Kontext vor allem mit Freundlichkeit, Wärme und Sanftheit einhergehen. Genauso können aber auch Mut, Stärke, Entschlossenheit, Klarheit und Standfestigkeit im Vordergrund stehen und uns z.B. unnachgiebig für unsere Werte kämpfen lassen.

Hier deutet sich schon an, dass Mitgefühl aus zwei Komponenten besteht: erstens dem Sichöffnen und Berührenlassen von Leid und zweitens dem Engagement, dieses Leid zu lindern und zu verhindern.

Die beiden Komponenten von Mitgefühl werden in der CFT als Eigenschaften und Fertigkeiten beschrieben. Die Eigenschaften benötigen wir, um uns für Leid öffnen und uns ihm zuwenden zu können. Die Fertigkeiten ermöglichen uns, aktiv zu werden, um Leid zu mindern und zu verhindern. Was man tut, kann dabei je nach Kontext sehr unterschiedlich sein. Es kann bedeuten, jemandem in finanzieller Not Geld zu geben, ein anderes Mal ist es vielleicht passender, aufrichtige, tiefe Herzenswünsche zu senden. Entscheidend ist, aktiv auf Leid zu reagieren und das im Moment Bestmögliche zu tun.

Das Auseinanderfächern der Komponenten von Mitgefühl in Eigenschaften und Fertigkeiten ermöglicht eine schrittweise Annäherung an das, was wir anschließend durch Übungen kultivieren und trainieren wollen.

Die Eigenschaften eines mitfühlenden Geistes

Folgende Eigenschaften benötigen wir, damit wir uns Leid gegenüber öffnen und uns ihm zuwenden können:

- Motivation
- Weisheit
- Sensibilität und Achtsamkeit
- Empathie
- Stresstoleranz
- Mut und Bestimmtheit
- Wärme und Freundlichkeit

Motivation

Die Motivation, sich um sein Wohlergehen zu kümmern, schließt den Willen ein, herausfinden zu wollen, was dafür gebraucht wird. Anstatt alles Mögliche zu unternehmen, um sich von seinen Schwierigkeiten abzulenken, kann das Engagement z.B. auf die eigene Gesundheit gelenkt werden.

ALEX' Mitgefühl war lange Zeit nur auf andere Menschen bezogen, er wollte z.B. seiner Mutter so wenig Ärger wie möglich bereiten. Jetzt, als es darum ging, sich auch um sich selbst zu kümmern, bemerkte er eine große Unbeholfenheit und Befremdung. Er war es nicht gewohnt, sich um sich selbst zu kümmern. Etwas stellte sich ihm in den Weg, wenn er sich vornahm, mehr darauf zu achten, was in ihm vorging und was ihm guttun würde. Er kam sich egoistisch vor und befürchtete, von anderen zurückgewiesen zu werden. Die Erfahrung zu machen, dass andere Menschen wie sein Chef und sein Therapeut ihn sogar dabei unterstützen, sich um seine psychische Gesundheit zu kümmern, berührte ihn sehr.

? Beobachte, was aufkommt und geschieht, wenn du dich auf eine fürsorgliche Weise für deine Stabilität und Gesundheit zu interessieren beginnst.

Weisheit

In den Kapiteln »Der Wirklichkeit in die Augen sehen« und »Emotionen und unsere verletzliche Natur begreifen« hast du viel über die menschliche Natur erfahren und darüber, was uns anfällig für seelisches Leid macht. Gewisse Dinge, die das Leben für uns herausfordernd und manchmal auch verstörend und in jedem Fall schwierig werden lassen, sind schlicht unausweichlich: Wir werden alle laufend älter, vielleicht irgendwann gebrechlich und hilflos oder sogar schwer krank und müssen schließlich alles, was wir lieben, loslassen und sterben. Wir verfügen über ein Nervensystem, das auf die Erkennung und Beantwortung von Gefahren ausgerichtet ist und ein sensibles, blitzschnelles menschliches Alarmsystem hervorgebracht hat. Und wir verfügen über ein komplexes, verletzliches Bindungssystem, das uns, solange wir leben, Sicherheit und Beruhigung in vertrauensvoller Verbundenheit suchen lässt. Nichts führt um diese Grundbedingungen menschlicher Existenz herum. Und nichts können wir dafür, dass es sie gibt – sie sind keine Fehler.

Weisheit schließt dieses Wissen ein und hilft uns aufzuhören, uns für Umstände, die wir nicht beeinflussen können, schuldig zu fühlen. Weisheit bedeutet, überhöhte oder unmenschliche Ansprüche an uns selbst und andere aufzugeben. Weisheit heißt, das Leben anzuerkennen und wertzuschätzen, so wie es ist. Dann können wir uns denjenigen Themen zuwenden, die beeinflussbar sind, und dafür Verantwortung übernehmen.

? Wie gelingt es dir zu unterscheiden, welche Probleme du beeinflussen kannst und welche nicht?

Sensibilität und Achtsamkeit

Du kennst auch schon unser sehr leicht erregbares Alarm- und Schutzsystem, das nach dem Prinzip »better safe than sorry« arbeitet. Besonders Menschen, die von einer psychischen Erkrankung betroffen sind, leben oft ohne Pause in einem Alarmzustand und kommen kaum zur Ruhe. Das, was ist, von Moment zu Moment auf eine offene, nicht verurteilende Weise erst mal wahrnehmen zu lernen, ohne gleich etwas daran ändern zu müssen, kann ein erster praktischer Schritt aus dem Hamsterrad sein. Ohne fürsorgliches Engagement bleibt diese Sensibilität für das eigene Erleben und das von anderen Menschen aber meistens verschlossen.

SANDRA beschloss zu überprüfen, ob ihr starkes Misstrauen wirklich noch notwendig war. Dabei konnte sie erstmals beobachten, wie verschlossen sie sich selbst gegenüber den wichtigsten Menschen in ihrem Leben verhielt. Sie realisierte ein altes Muster, wonach sie auf Zuneigung und wohlwollende Anteilnahme von anderen Menschen mit Abweisung, Aversion und Rückzug reagierte. Gedanken wie »Bald wird sich zeigen, was meine Mutter wirklich will« oder »In Wirklichkeit kann meine Therapeutin mich nur verachten« konnte sie mit der Zeit als bloße Gedanken in ihrem Kopf betrachten.
Es war befreiend, solchen Worten nicht mehr glauben zu müssen und sie nicht mehr für die ganze Wirklichkeit zu halten. Schritt für Schritt konnte Sandra so die freundliche Zugewandtheit eines anderen Menschen einfach als freundliche Zugewandtheit erleben, ohne sie fortwährend zu hinterfragen. Klar hatte sie dabei zunächst ausgeprägte gemischte Gefühle!

? Welches sind deine Erfahrungen, wenn du das, was in dir vorgeht, offen, mit Neugier und Wohlwollen beobachten möchtest? Was ist einfach und welches sind die Schwierigkeiten dabei?

»Empathie ist unsere Fähigkeit, die Gefühle, Motivationen und Absichten von anderen Menschen zu verstehen und gefühlsmäßig nachzuvollziehen.« (Gilbert u. Choden 2013, S. 111, Übersetzung M.T.) Empathie lässt uns miterleben, was andere fühlen, und wir können z.B. sagen: »Ich weiß, wie du dich fühlst!«, »Ich verstehe, was du brauchst!« und »Deine Verzweiflung (oder Freude!) berührt mich!«, »Ich kann nachvollziehen, warum du das tust!«.

Empathie ist neutral. Wir lassen uns genauso von erfreulichen und euphorischen Empfindungen anderer anstecken, wie wir bei Schmerz- und Verlusterfahrungen im wahrsten Sinne des Wortes »mitleiden«. Wenn sich Empathie auf Leid bezieht, entspricht sie der ersten Komponente von Mitgefühl, dem Sichöffnen und Berührenlassen von Leid. Empathie kann, muss aber nicht zu einem aktiven Engagement und damit zur zweiten Komponente von Mitgefühl führen.

Empathie aufzubringen für das Leid von jemandem, ohne Möglichkeit, sich hilfreich einzubringen, kann unerträglich sein. So habe ich z.B. eine engagierte Lehrerin kennengelernt, der die Schulleitung aus schleierhaften Gründen untersagt hatte, bei einem Schüler, der offensichtlich zu Hause Gewalt erfuhr, die notwendigen und üblichen Kinderschutzmaßnahmen zu ergreifen. Eine solche Situation kann ein Mensch nicht ohne Folgen wiederholt erleben.

Empathie für Leid ohne adäquate bestmögliche aktive Reaktion– so klein diese auch sein mag – kann auf die Dauer zu »Empathiestress« führen. Menschen verschließen sich deswegen oft unbewusst gegen Leid und bauen zu ihrem Schutz eine nach außen hin harte Schale auf. Langfristig sind Isolation, Unzufriedenheit und Freudlosigkeit die Folge. Unbemerkt können diese Symptome zu einer ernsthaften

Gefährdung der psychischen Gesundheit werden und z.B. zu Angststörungen, Burn-out oder Depressionen führen.

? Gibt es Situationen, in denen dein eigenes Leid oder das von anderen spürbar für dich ist und du keinen Weg siehst, darauf auf irgendeine Weise aktiv zu reagieren? Welche Spuren hinterlässt das bei dir? Was tust du üblicherweise in einem solchen Moment?

Stresstoleranz

Stresstoleranz entwickelt sich nicht, indem wir Stress vermeiden. Der Wunsch, Gefühle zu vermeiden, die für uns schwierig sind, ist verständlich und kein Fehler. In gewissen Situationen mag es das Einzige sein, was wir tun können. Gefühle zu vermeiden kann uns eine Weile lang helfen, aber wir lernen dann auch nicht, gut mit ihnen umzugehen. Die Absicht aller Übungen in diesem Buch ist, dir zu helfen, so stark zu werden, dass du intensive und schmerzhafte Gefühle ohne Angst anschauen und aushalten kannst.

? Gibt es Gefühle, denen du am liebsten aus dem Weg gehst? Wie ist für dich die Vorstellung, dass du sämtlichen Gefühlen gegenüber gewachsen bist, sie tolerieren und regulieren kannst?

Mut und Bestimmtheit

Mut wird von vielen Fachleuten als eine Kernkomponente von Mitgefühl betrachtet. Zusammen mit Standfestigkeit und Entschiedenheit ist es die Eigenschaft, die es uns ermöglicht, präsent und engagiert zu bleiben, auch wenn es schmerzt. Wie mutig und entschieden sind doch z.B. Feuerwehrleute, die in ein brennendes Haus hineinstürzen, um Leben zu retten. Ähnlichen Mut und Standfestigkeit brauchst auch du, um dich um deine eigenen »inneren Brände« kümmern zu können.

ALEX schämte sich sehr für seine Erschöpfung, seine Symptome und sogar für seine Vergangenheit. Obwohl er grundsätzlich zustimmen würde, dass Eltern für ihre Kinder verantwortlich sind und nicht umgekehrt, war er tief im Inneren davon überzeugt, mitschuldig zu sein an der Gebrechlichkeit seiner Mutter. Es erforderte seinen ganzen Mut, die Auswirkungen der wenig unterstützenden und rigiden Atmosphäre seines Elternhauses auf ihn anzuschauen.
Sich für die Verfassung der Mutter zuständig zu fühlen, war eine Art Lebensaufgabe gewesen. Sie erlaubte es ihm, sich wenigstens in einigen seltenen Momenten ein wenig verbunden und sicher zu fühlen mit seiner Mutter. Nachzuempfinden, was ihm als Junge gefehlt hatte und was er alles im Umgang mit seinen Gefühlen nicht hatte lernen können, war für Alex ein wichtiger Schritt, um den schwierigen Zugang zu seinen Gefühlen und seine depressiven Symptome zu verstehen und sich nicht so schuldig für seinen Zusammenbruch zu fühlen.
Unangenehme Gefühle wie Zorn und Ärger auf seine chronisch kränkliche Mutter gehörten vorübergehend zu seiner weiteren Entwicklung. Solche Gefühle weckten existenzielle Ängste, nämlich die Sorge, auch den letzten dünnen Draht zu seiner Mutter zu verlieren und ganz zu vereinsamen. Kannst du dir vorstellen, was für ein mutiger Mensch Alex ist, der all diesen schwer aushaltbaren Gefühlen heute nicht mehr ausweicht?

? Was verlangt dir den größten Mut ab? Welche Gefühle, Gedanken, Vorstellungen, Erinnerungen und Wünsche, die dir Angst machen, brauchen einen Platz in deinem Leben, damit du gesund werden kannst?

Wärme und Freundlichkeit

Hier geht es nicht darum, immer zu jedem nett zu sein, immer zu lächeln und zu allem Ja zu sagen! Es geht vielmehr darum, unsere Handlungen und Gedanken immer wieder neu und mit Bestimmtheit darauf auszurichten, helfen und nicht verletzen zu wollen.

Wenn unser Alarmsystem aktiviert wird, kann dieser Vorsatz schnell verloren gehen und wir bereuen später, dass wir uns selbst oder andere aus einem Impuls heraus verletzt haben. Deswegen ist es für den Fall, dass alle Stricke reißen, gut, eine klare, eindeutige innere Orientierung zu haben – eine, die Halt gibt und in Richtung der eigenen Werte leitet.

Wenn wir unser Denken und Handeln darauf ausrichten, nicht zu schaden, sondern so gut wie möglich zu helfen, steigt die Chance, dass mit der Zeit freundliche Zugewandtheit, Sanftmut und weitere schöne Gefühle sich selbst und anderen gegenüber aufkommen. Doch das kann eine ganze Weile dauern und ich würde mit der Abmachung, helfen und nicht verletzen zu wollen, nicht warten, bis du dich anders, wohlwollender und warmherziger fühlst. Es gibt keine Voraussetzung und braucht keinen bestimmten Gefühlszustand, um damit anzufangen, Mitgefühl zu üben.

? Bestimmt hast du dir schon überlegt, dass Freundlichkeit vor allem dir selbst gegenüber wichtig für deine Gesundheit und ein ausgeglichenes Lebensgefühl ist. Wie wäre es, wenn du deine gegenwärtige Gefühlslage überprüfst und dich fragst, ob deine Gedanken und Handlungen hilfreich für dich sind oder nicht? Es gibt keine Regel, die uns verbietet, positiven Gedanken zu folgen und destruktive Gedanken und Handlungen aufzugeben.

Die Fertigkeiten eines mitfühlenden Geistes

Während die Eigenschaften eines mitfühlenden Geistes dem Einzelnen erlauben, sich Leid gegenüber zu öffnen, sind die mitfühlenden Fertigkeiten die Voraussetzung, sich bestmöglich für die Linderung und Vermeidung von Leid einzusetzen. Im Einzelnen handelt es sich dabei um:

- mitfühlende Aufmerksamkeit
- mitfühlende Vorstellungskraft
- mitfühlendes Denken
- mitfühlende Emotionen
- das Mitfühlen des Körpers
- mitfühlendes Verhalten

Mitfühlende Aufmerksamkeit für sich selbst

Die Art und Weise, wie wir selbst gesehen und wahrgenommen werden und wie wir uns selbst und unsere Umgebung sehen und wahrnehmen, hat Folgen für unser soziales Handeln. Sie führt dazu, dass wir jemanden trösten, beschwichtigen und das eigene Herz erwärmen oder dass wir ihn und uns verachten, verletzen und vernichten.

Eine mitfühlende Aufmerksamkeit braucht nicht zwingend viele Worte. Sie versteht durch ihre Offenheit, Sensibilität und Anteilnahme. Oft drückt sie sich in einem ruhigen, warmen und verständnisvollen Blick aus, der Sicherheit vermittelt.

Wir alle brauchen solche mitfühlende Aufmerksamkeit, um uns gesehen, verstanden, geliebt und beruhigt zu fühlen. Besonders wichtig ist sie, wenn es um die eigene Verletzbarkeit geht. Ohne sich in dieser wahrgenommen zu fühlen, können kein echtes Vertrauen und keine tiefe Verbundenheit entstehen.

SANDRA hat Oskar, ihren Trüffelhund, gerade auch deshalb so gerne, weil er nicht nur spürt, wenn sie sich schlecht fühlt, sondern dann auch aktiv wird: Er kommt zu ihr, legt seine feuchte Schnauze auf ihr Knie und ist einfach bei ihr. »Wenn Oski nicht wäre, würde ich auch meiner Mutter weniger vertrauen«, erklärt sie ihrer Therapeutin. Ihre Mutter hatte ihr den Hund geschenkt.
Oskar verbindet nun Sandra und ihre Mutter, gemeinsam gehen sie manchmal spazieren und kommen sich so wieder näher.

Mitfühlende Vorstellungskraft

Die Gründe, weshalb neben der CFT auch eine ganze Reihe weiterer Psychotherapieansätze mit der kraftvollen Möglichkeit von Imaginationen und Bildern arbeiten, liegt in ihrer ganzheitlichen Auswirkung auf Stimmung, Gefühle, Körper und Verhalten. Hier in diesem Buch und in der CFT wird insbesondere mit Vorstellungen von mitfühlenden anderen Personen, Wesen, Tieren, Symbolen, Gegenständen und schließlich auch uns selbst als mitfühlenden Menschen gearbeitet. Diese stimulieren Mitgefühl für uns selbst und für andere.

ALEX wurde von seinem Therapeuten gefragt, ob es etwas von seiner Frau gäbe, was ihn nicht nur traurig mache, sondern ihn auch an schöne gemeinsame Erfahrungen erinnere. Alex fiel sofort ein Anhänger ein, den sie gemeinsam auf einer Italienreise gekauft hatten. Seitdem hängt er an seinem Schlüsselbund und ist immer bei ihm, wenn er sein Zuhause verlässt.

Mitfühlendes Denken

Die Art und Weise, wie wir über Dinge nachdenken und welche Bedeutung wir ihnen beimessen, beeinflusst maßgeblich, ob wir »Öl ins Feuer« unseres Alarmsystems gießen oder uns beruhigen können. Mitfühlend über unser Erleben nachzudenken, geschieht bei negativ gefärbten Geistestätigkeiten in der Regel nicht von selbst und automatisch. Es ist jedoch eine Fertigkeit, die einzuüben große emotionale Entlastung bieten kann. Allzu rasch steigern wir uns in alte, eingeschliffene belastende Gedankenkreise und Sichtweisen hinein. Denke an das Beispiel vom Weihnachtseinkauf (siehe S. 73). Mit Übung können wir lernen, nicht nur auf die eine negative Erfahrung mit der ignoranten Verkäuferin zu schauen, sondern bewusst auch die anderen positiven Erfahrungen zu beachten, die es uns erlauben, wohlwollender über uns und die Welt nachzudenken. Das hat nichts mit »positive thinking« zu tun, das Schwieriges einfach unbeachtet lässt, auf die Seite schiebt oder zu überschreiben versucht.

? Merkst du, es geht nicht darum, negative Gedanken zu zensieren, sondern erfreuliche Sichtweisen zuzulassen und zu beachten. Bereits weiter oben habe ich dich eingeladen, deine Gedanken spielerisch daraufhin zu überprüfen, ob sie im Kern hilfreich für dich sind oder nicht.

Kannst du dir erlauben, destruktive Gedanken für dich umzuformulieren, sodass sie niemanden – auch dich selbst nicht – verletzen?

Mitfühlende Emotionen

Obwohl das Wort »Gefühl« im Begriff »Mitgefühl« enthalten ist, handelt es sich nicht wirklich um ein Gefühl. Wir alle wissen, dass Gefühle von selbst aufkommen, ohne dass wir sie üben müssen. Anders verhält es sich mit Mitgefühl. Damit Mitgefühl sich entwickeln kann, braucht es Erfahrung.

Die Forscherin Tania Singer hat in ihren Arbeiten aufgezeigt, dass das Entwickeln und Kultivieren von Mitgefühl positive Emotionen und angenehme Gefühle wie Zufriedenheit, Freude, Verbundenheit und Gelassenheit hervorbringen kann (Engen & Singer 2015).

Mitfühlender Körper

Wir können durch Einsatz unseres Körpers Mitgefühl trainieren. Durch das Finden einer entsprechenden Körperhaltung, von Bewegungsmustern, von Gesten und einem Gesichtsausdruck mit passendem Blick und einer beruhigenden Atemfrequenz eröffnet sich ein weiterer Zugang zu unserem wohlwollenden fürsorglichen Selbst.

Besonders geben wir acht und nutzen die Möglichkeiten, die unsere verschiedenen Stimmlagen bieten. Spielerisch lässt sich die unterschiedliche Auswirkung von Tonfall und Melodie der Stimme auf andere und auf uns selbst beobachten und nutzbar machen. Worte sind Worte – ob diese uns helfen und beruhigen oder verletzen und Angst einflößen, hängt sehr davon ab, wie sie uns über die Lippen kommen und wie sie in unseren Ohren klingen.

Das ist der Grund dafür, weshalb »positives Denken« allein oft nicht nachhaltig hilft. Es reicht eben nicht, dass schöne Worte unsere Ohren erreichen. Schlussendlich müssen sie ihre Wirkung in unserem Herzen und unserem ganzen Körper entfalten können. So erst werden Worte glaubwürdig. Ob wir mit uns selbst in einem inneren Dialog stehen oder mit einem Gegenüber, macht dabei keinen Unterschied.

SANDRA litt nach wie vor unter psychotischen Stimmen. Belastend für sie waren diese besonders, wenn sie mit verletzenden und angsteinflößenden Worten und mit einem herablassenden, bedrohlichen oder lauten Tonfall auf sie eindröhnten.
Im Rahmen ihres Mitgefühlstrainings übte Sandra, mit solchen Stimmen Vereinbarungen zu treffen. Wichtig war dabei, den Stimmen ein klar geregeltes und Sandras Alltag so wenig wie möglich beeinträchtigendes Zeitfenster anzubieten, in welchem sie versprach, ihnen ihre Aufmerksamkeit zu schenken. Wichtig war weiter eine feste Abmachung, dass die Stimmen Sandras Beachtung nur bekommen, wenn sie in Wortwahl und Tonfall korrekt und freundlich sind.
Auf diese Weise lernte Sandra, das Erfahren von psychotischen Stimmen so zu strukturieren und einzuschränken, dass sie heute einem geregelten Alltag und ihren 24 Arbeitsstunden pro Woche in der Biogärtnerei nachzukommen vermag.

Mitfühlendes Verhalten

»Mitfühlendes Verhalten heißt nicht, auf der Couch sitzend in den Fernseher zu gucken und Schokolade naschend zu versuchen, sich zu beruhigen. Genauso wenig geht es um ein entspannendes warmes Bad.« (GILBERT u. CHODEN 2013, S. 124, Übersetzung M.T.)

Mitfühlendes Verhalten ist stets orientiert an seinen langfristigen Auswirkungen und lässt sich nicht blenden von kurzfristigen Annehmlichkeiten. Es richtet sich immer wieder neu aus an dem Ziel, helfen und nicht verletzen zu wollen.

Rechne dabei lieber nicht damit, bei anderen Leuten nun automatisch gut anzukommen, wenn dein Verhalten konsequent von diesem friedlichen Motto motiviert ist. Unsere Menschheit kennt noch immer Verachtung, Entwürdigung und Diskriminierung von Menschen und auch Kriege. Hier eine klare Position einzunehmen, finde ich sehr mutig, gerade weil es nicht selbstverständlich und nicht einfach ist!

Mitfühlendes Verhalten im Umgang mit sich selbst heißt, engagiert da hinzusehen, wo man intuitiv vielleicht lieber wegsehen würde. Es bedeutet, sich mit seinen Symptomen, Emotionen und Ängsten zu konfrontieren. Denn nur dann ist es möglich, sich um diese wohlwollend zu sorgen. Das ist für niemanden einfach und braucht Übung.

? Wie geht es dir nach dieser Annäherung an Mitgefühl? Kommt es dir bereits nach der bloßen Beschreibung der Eigenschaften und Fertigkeiten von Mitgefühl suspekt vor und du denkst, dass das nichts für dich ist?

Kommt gar eine Seite von dir zum Vorschein, die es lieber dunkel hat und keine Veränderung wünscht? Dann bist du vermutlich auf das gestoßen, was wir Blockaden, Hindernisse oder Ängste bei Mitgefühl nennen. Es handelt sich um nichts Außergewöhnliches, jeder von uns hat immer wieder solche Blockaden. Am Ende dieses Kapitels findest du einen Teil, der speziell den Hindernissen und Vorbehalten gegenüber Mitgefühl und Selbstmitgefühl gewidmet ist. Falls du diesen Abschnitt lieber gleich jetzt durchlesen und mehr Informationen dazu finden möchtest, dann blättere vor zu Seite 178 ff. Mit den Hinweisen dort, hoffe ich, dich beruhigen und zum Dranbleiben motivieren zu können. Ich möchte dich unbedingt weiter mit dabeihaben!

Du weißt, wenn du nicht magst, brauchst du keine der Übungen zu machen. Vielleicht nimmst du einfach nur die Informationen auf, die ich zusammengetragen habe und die dir einen neuen Blick auf deine Erfahrungen ermöglichen können. Denk daran, du brauchst keine Voraussetzungen zu erfüllen, damit das Buch und die Übungen dir weiterhelfen. Wenn du glaubst, bei dir würden die Übungen nicht funktionieren oder zu keiner Verbesserung deiner seelischen Gesundheit führen, lass dich nicht zu sehr beeindrucken und entmutigen von solchen Gedanken. Nimm sie einfach wahr, ohne gleich darauf zu reagieren. Auch und gerade mit solchen skeptischen Gedanken nehme ich dich sehr gerne weiter mit!

Mitfühlende Aufmerksamkeit für andere

Weil es für viele einfacher ist, Mitgefühl für jemand anderen aufzubringen als für sich selbst, kann es sinnvoll sein zu üben, sein Mitgefühl zunächst jemand anderem zu schenken. Idealerweise denkt man an eine Person, die man mag und zu der eine angenehme Nähe besteht. Es ist besser, nicht gleich mit der Vorstellung zu beginnen, sein Mitgefühl seinen Eltern, Partnern oder verstorbenen Großeltern zu schenken, mit denen starken Emotionen wie Wut oder Trauer verbunden sein können. Das kultivierte freundliche Mitgefühl für eine andere, angenehme Person lässt sich in weiteren Schritten später gut auf sich selbst übertragen.

Eine mitfühlende Aufmerksamkeit für eine andere Person aufbringen

Stelle dir vor, du steigst in die Straßenbahn. Du setzt dich hin und siehst auf dem Platz dir gegenüber ein etwa vierjähriges sehr trauriges und bedrücktes Mädchen sitzen. Es schluchzt still, aber unverkennbar in sich hinein. Du schaust ihm in seine großen Augen und seine Traurigkeit berührt dich sehr. Du nimmst das Mädchen in seiner Verzweiflung wahr und beginnst dich zu wundern, was wohl mit ihm geschehen ist und warum es so unglücklich aussieht.

Verschiedene Szenarien und Gedanken gehen dir durch den Kopf. Welche Gefühle, Gedanken und Körperempfindungen kannst du bei dir beobachten? Welches der drei Emotionsregulierungssysteme und welche Handlungsimpulse werden bei dir geweckt? Was würdest du ganz spontan am liebsten tun? ×

Die meisten meiner Patientinnen und Patienten antworten, dass sie das Kind am liebsten trösten möchten und den Impuls verspüren, sich ihm zuzuwenden. Sie verspüren den Wunsch, die Kleine schützend in die Arme zu nehmen und sich liebevoll um sie zu kümmern.

Das entspricht wohl auch dem, was das kleine Mädchen wirklich bräuchte, um sich beruhigen zu können: ein erwachsenes Gegenüber, das es in seiner Not wahrnimmt und, vielleicht auch ohne viel zu sagen, versteht. Und es benötigt einen warmen, annehmenden Blick, der Verbundenheit schafft und dadurch Sicherheit vermittelt.

Diese Art des Verstehens und des Gesehen- und Verstandenwerdens in unserer Verletzbarkeit bleibt auch für uns Erwachsene bis ins höchste Alter das wohl stärkste Beruhigungsmittel. Der einzige, aber entscheidende Unterschied zwischen Kindern und Erwachsenen besteht darin, dass Kinder davon abhängig sind, durch eine andere Person gesehen und beruhigt zu werden. Erst durch das hundertfach wiederholte erneute Erleben, in der eigenen Not und Aufregung gesehen und angenommen zu werden, lernen Kinder allmählich, sich selbst zu beruhigen. Durch die Wiederholung dieser wichtigen Erfahrung lernt man mit der Zeit, den warmen, annehmenden, beruhigenden und Sicherheit spendenden Blick auf sich selbst zu richten, ebenso wie es früher ein Erwachsener hoffentlich getan hat. Später, wenn wir selbst erwachsen sind, können wir uns auch ohne liebevolles Gegenüber wenigstens vorübergehend beruhigen.

Falls in jungen Jahren diese Art der Selbstberuhigung nicht gelernt werden konnte, weil sich niemand auf diese Weise um einen gekümmert hat, kann jeder Erwachsene dennoch damit beginnen, sich selbst auf besänftigende und wohlmeinende Weise anzuschauen.

ABBILDUNG 19 **Beruhigung durch eine Vertrauensperson und Selbstberuhigung**

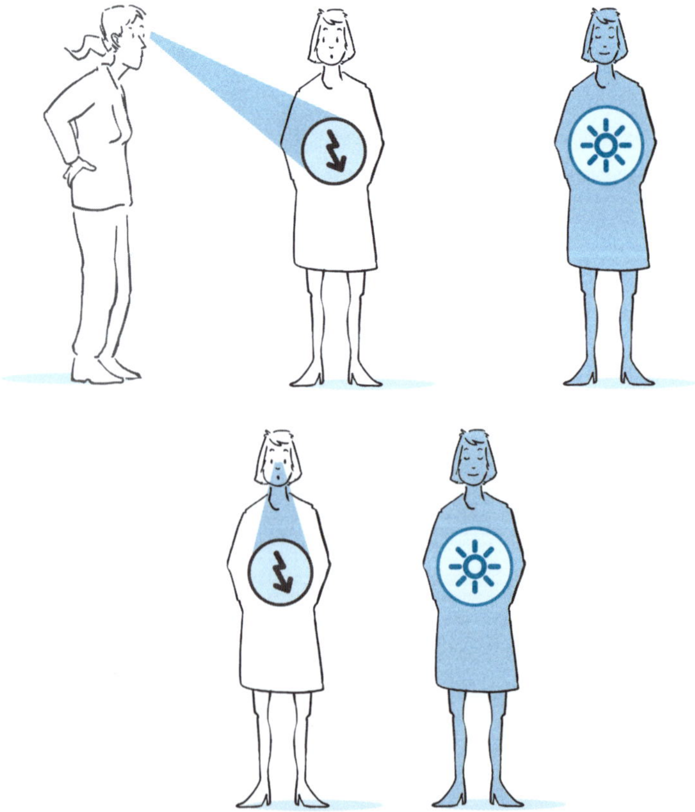

Viele Patienten berichten, dass sie Zuwendung und Trost als Kind nie erlebt haben. Einige wurden sogar beschämt oder bestraft, wenn sie weinen mussten, wütend oder irritiert waren oder nur fröhlich und lebendig. So haben sie gelernt, sich für ihre Gefühle zu schämen, sich zurückzuziehen und Emotionen möglichst für sich zu behalten. Der Preis später dafür ist, dass Beruhigung kaum eintreten kann, weil das Alarmsystem im Stillen immer weiterläuft – ein sehr günstiger Nährboden für psychische Störungen.

Versuche nun, dieselbe warme, verständnisvolle und freundliche Aufmerksamkeit und den fürsorglichen Impuls, den du spontan für das traurige Kind oben in deiner Vorstellung aufgebracht hast, auch für dich zu finden.

Eine mitfühlende Aufmerksamkeit für sich selbst aufbringen

Versuche dir die vorherige Situation in der Straßenbahn zusammen mit deiner inneren Reaktion noch einmal zu vergegenwärtigen. Übertrage nun die Empfindungen von Zuneigung, Berührtsein und den Impuls, dich um das Mädchen zu kümmern, auf dich selbst. Nicht nur das kleine Mädchen braucht und verdient solche Aufmerksamkeit, sondern auch dir steht deine Fürsorge zu, besonders in deiner heutigen, möglicherweise sehr schwierigen Situation! ×

Es mag sein, dass es dir im Moment noch befremdlich vorkommt, dich so aufmerksam zu behandeln. Dann geht es dir wie den meisten von uns, für die es schwieriger ist, sich wohlwollend um sich selbst zu kümmern als um andere Personen.

Versuche einfach in kleinen geduldigen Schritten vorzugehen. Beginne damit, auch einen bloß kleinen, vielleicht ersten Hauch von Verständnis und Wärme für dich beachtenswert zu finden und sehr zufrieden damit zu sein. Ein solcher Moment von Mitgefühl lässt sich mit der Zeit ausweiten und ist zweifellos viel gesünder als der abweisende, verurteilende und harte Blick, mit dem sich viele, und besonders viele psychisch belastete, Menschen oft selbst betrachten und verachten.

Vielleicht hast du es bereits bei diesen ersten Übungen mit Schwierigkeiten, Blockaden oder Widerwillen zu tun bekommen. Verwundern würde es mich nicht, denn andernfalls würden wir wohl im menschlichsten, friedlichsten und sozialsten Paradies leben, das man sich vorstellen kann. Diese Barrieren sind allerdings kein Grund, gleich aufzugeben!

Am besten interessieren wir uns für unsere Blockaden und beobachten sie mit Toleranz uns gegenüber, ohne unmittelbar etwas dagegen unternehmen zu wollen. Du wirst bald sehen, dass die auftretenden Hindernisse nicht immer die gleichen sind und dass sie von verschiedenen Emotionen begleitet werden.

Um mit deinem inneren Erleben und deinen eigenen Blockaden und Hindernissen mehr vertraut zu werden, empfehle ich dir, an jede Übung ein kurzes Check-in anzuhängen. Vielleicht denkst du, dass ich übertreibe und viel zu sehr auf der inneren Abwehr herumreite. Nimm das Check-in einfach als Möglichkeit, kurz zu überprüfen, was die Übungen an Gedanken und Empfindungen bei dir aufgerufen haben und was nicht, ohne das, was du beobachtest, zu kritisieren oder zu verurteilen.

Check-in zum Abschluss einer Übung

Was erlebst du gerade in deinem Inneren?

Was kannst du gerade beobachten?

Ist es gerade angenehm, unangenehm oder neutral?

Ist eine Barriere, Blockade, Aversion, Abwehr oder Angst bei der Übung aufgetaucht? ×

Falls ja, wie genau zeigt sich diese Blockade?

Alles, was du bei dir beobachten kannst, hat seinen Grund und ist in Ordnung. Es gibt nichts daran zu verändern. Kannst du einfach sein mit dem, was du alles wahrnimmst, ohne etwas tun oder verändern zu müssen?

Verbundenheit zu anderen entdecken

Obwohl es keine offizielle Regel gibt, die sagt, dass man sich zu schämen und sozial zurückzuziehen hat, wenn es einem schlecht geht, tun viele Menschen fatalerweise genau das. Das kann vielleicht kurzfristig entlasten. Auf die Dauer produzieren Scham und Rückzug zusätzliches Elend und befördern das Gefühl von Einsamkeit.

Das Bedürfnis, sich von anderen Menschen zurückzuziehen, um sich zu schützen, wird von dem Alarmsystem ausgelöst. Das Bedrohungserleben übertönt dann das psychologische und neurologische Verbundenheitssystem und schaltet Offenheit und herzliche Zuwendung zu anderen sozusagen als Sicherheitsmaßnahme aus – manchmal leider in einer Heftigkeit, dass Einsamkeit unsere Gesundheit zu bedrohen beginnt.

Unter Druck hören wir auf zu berücksichtigen, dass wir alle auf vergleichbare Weise verletzbare Wesen sind und dass uns diese Verletzlichkeit miteinander verbindet. Wir vergessen, dass wir uns gegenseitig beistehen sollten. Jedem, auch dir, steht es zu, geachtet, beschützt und nicht verletzt zu werden – dafür darfst du dich stark machen und dich einsetzen!

Hier ein paar Übungen, um aus der Isolation herauszufinden, wenn du dich aus Scham, gescheitert zu sein, in der Einsamkeit verkriechst.

Dazugehören

Darf ich dich daran erinnern, dass auch du – selbst in deinen dunkelsten Momenten – zur Menschheitsfamilie dazugehörst, genauso wie alle anderen? Vielleicht fühlst du dich einsam – allein bist du auf dieser Welt jedoch nicht!

Leid gehört zum Menschsein und zum Leben und lässt sich nicht vermeiden. Es ist nicht dein Fehler!

Jeder Mensch ist seelisch verletzbar und kann psychisch erkranken, genauso wie körperlich.

Psychische Symptome können jeden Menschen aus der Bahn werfen.

Wir können für uns selbst Sorge tragen – genauso wie andere zu dir, du zu anderen und du schließlich zu dir selbst schauen kannst! ×

? Wenn du dir vergegenwärtigst, dass du dazugehörst und wie alle anderen ein vollwertiges Mitglied der Menschheitsfamilie bist, was löst das bei dir aus?

Sich etwas Gutes tun

Genauso wie es keine Regel gibt, die uns vorschreibt, dass wir uns nur zeigen dürfen, wenn wir gesund und fit sind, gibt es keine, die uns verpflichtet, in leidvollen Zeiten hart und verspannt zu sein und kaum mehr zu atmen. Wenn ich Patientinnen in schwierigen, emotionalen Momenten frage, wie ihre Atmung gerade ist, höre ich regelmäßig: oberflächlich, fast nicht spürbar, stockend oder auch flach, kurz und beschleunigt.

Und wie ist der Muskeltonus? Verbreitete Antworten sind: angespannt, verspannt, zusammengezogen, beengt, zugeschnürt, hart wie Stein oder wie ein Schutzpanzer, steif, rigide, unbeweglich und sehr schmerzhaft.

In der folgenden Übung geht es darum zu lernen, in schwierigen Momenten weich zu werden und durchzuatmen.

Wieder atmen und sanft werden

Beginne damit, dass du deine Aufmerksamkeit zunächst auf deine Atmung richtest. Nimm 21 Atemzüge und beobachte, wo du am deutlichsten spürst, dass du atmest.

Wie ist deine Atmung gerade im Moment? Kannst du deine Atembewegung bewusst etwas weicher und fließender werden lassen und durchatmen bis in deinen Unterbauch?

Kannst du die Muskulatur, die du zum Atmen brauchst, absichtlich entspannen und ebenfalls weich werden lassen?

Wo an deinem Körper könntest du sonst noch loslassen und weich werden? Vielleicht an Bauch und Schultern, am Kiefer und um deine Augen? Was kannst du dabei beobachten?

Was könnte dir gerade guttun?

Wenn du es mit dir gut meinst, was würdest du jetzt tun – was würdest du dir wünschen zu tun?

Wenn du mit dir freundlich bist, was würdest du jetzt tun – was würdest du dir wünschen zu tun?

Wenn du zu dir Ja sagst, was würdest du jetzt tun – was würdest du dir wünschen zu tun? ×

Vergiss nach der Übung das kurze Check-in nicht (siehe S. 146)!

Pause für Selbstmitgefühl

Christopher Germer und Kristin Neff, die beiden Begründer des Programms »Achtsames Selbstmitgefühl« haben für ihre Kurse eine Übung entwickelt, die quasi die eben vorgestellten Übungen vereint. (Germer & Neff 2019)

Wenn du bemerkst, dass du in inneren Schwierigkeiten steckst, kannst du in der folgenden Art durch die drei Schritte gehen und dir aufrichtig und wohlwollend Folgendes oder Ähnliches sagen:

Pause für Selbstmitgefühl

Achtsamkeit »Das ist jetzt gerade ein wirklich schwieriger Moment!«, »Das tut gerade wirklich sehr weh!!«, »Autsch!!!«.

Allgemeine Mitmenschlichkeit »Auch wenn es mir so beschissen wie jetzt geht, gehöre ich zur Menschheitsfamilie dazu!«, »Ich muss mich nicht verkriechen und verstecken.«, »Auch andere Menschen haben solche Probleme!«, »Das Leben kann uns Menschen ganz schön wehtun!«, »Jeder Mensch ist verletzbar!«.

Freundlichkeit »Auch wenn das jetzt gerade sehr schwierig ist und sehr wehtut, darf ich Ja zu mir sagen, gut nach mir schauen, durchatmen und die Muskeln wieder weich werden lassen. Ich darf innerlich ruhig und weich werden und brauche nicht hart mit mir zu sein!« ×

Diese »Pause für Selbstmitgefühl« fördert das Hervorbringen von Achtsamkeit, Verbundenheit und Freundlichkeit gegenüber sich selbst und kann als Gegenmittel kultiviert werden für die Tendenz von Gefühlsvermeidung, Isolation und Selbstverachtung – drei Verhaltensweisen, die unsere psychische Belastung nicht nur aufrechterhalten, sondern diese sogar noch weiter verstärken.

In der nachfolgenden Abbildung findest du eine Übersicht der Übungen für Selbstmitgefühl, auf die du immer wieder zurückgreifen kannst.

ABBILDUNG 20 **Selbstmitgefühl als Gegenmittel bei psychischer Belastung**

Ungesunde Tendenz	Gesunde Antwort	Übungen dazu
Gefühlsvermeidung, Schwieriges vermeiden, wegschieben und verleugnen	Achtsamkeit: Emotionen und Leid bemerken, wahrnehmen und benennen und ihnen Raum anbieten	Eine mitfühlende Aufmerksamkeit für sich selbst aufbringen
Sozialer Rückzug, Isolation und Einsamkeit	Allgemeine Mitmenschlichkeit, Verbundenheit mit der Menschheitsfamilie	Dazugehören
Selbstverurteilung, Selbstbeschämung und problematische Scham	Freundlichkeit gegenüber sich selbst	Wieder atmen und sanft werden

Die Übungen zum Selbstmitgefühl können genauso wie die Achtsamkeitsübungen und weiter unten vorgestellten Mitgefühlsübungen durch Berührungen und Gesten unterstützt werden. An den Atemübungen hast du schon gemerkt, wie wichtig der Körper für einen ruhigen Geist ist.

Beruhigende Berührungen und Gesten

Sich selbst eine Hand zu reichen, kann in belastenden Momenten eine wirkungsvolle Geste sein, um sich selbst zu umsorgen und zu trösten. Ähnlich wie ein Neugeborenes sich durch feinfühlige Berührungen beruhigen lässt, reagieren auch wir Erwachsene auf angenehme körperliche Zuwendungen und stimmige Berührungen. Sich selbst eine Hand auf den Arm zu legen oder eine Hand (oder beide über Kreuz) sanft auf die Herzgegend oder den Bauch zu legen und Berührung und Wärme zu spüren, kann Beruhigung, Besänftigung von intensiven Emotionen und ein Gefühl von Sicherheit bewirken.

Vielleicht findest du es zunächst peinlich oder unnötig, dir selbst die Hand zu reichen, vielleicht kommt Widerwillen hoch. Versuche herauszufinden, welche Berührung wo dir guttut und dir angenehm ist. Das muss nicht da sein, wo sich schwierige Emotionen im Körper gerade deutlich ausdrücken. Denke daran, solche Berührungen müssen nicht bewegungslos und starr sein. Für viele ist es hilfreich, sich mit einer Hand fein zu streichen, zu reiben oder mit den Fingern sanft zu klopfen.

So, wie beruhigende Berührungen und wohlwollende Gesten sehr gut in die Pause für Selbstmitgefühl eingebaut werden können, lassen sie sich auch in alle anderen Übungen leicht integrieren.

Hier ein paar Anregungen, wie solche Berührungen aussehen könnten. Probiere sie gerne mehrfach aus, um vertraut zu werden mit dieser Art der Selbstfürsorge:

- Hand auf Arm
- Eine Hand berührt die Brust über der Herzregion oder beide Hände werden vor der Brust gekreuzt

- Beide Handinnenflächen berühren sich vor dem Oberkörper
- Hand auf Wange
- Gesicht in beiden Händen ruhend
- Hand oder beide Hände auf Bauchdecke
- Hände im Schoß ineinanderfalten
- Schmetterlingsumarmung (beide Arme als kleine Selbstumarmung vorm Oberkörper kreuzen)

Beruhigende Berührungen und Gesten

Finde einen Ort, an dem du dich bequem hinsetzen kannst. Richte deine Aufmerksamkeit auf deine Atmung und folge einen Moment lang deinem Ein- und Ausatmen.

Versuche dann, verschiedene Gesten und Berührungen mit deinen Händen und Armen auszuführen.

Findest du darunter solche, die eine angenehme Wirkung haben? Vielleicht braucht es nicht viel und es reicht dir, deine beiden Hände zu falten und in deinem Schoß zu halten.

Vielleicht ist es angenehm für dich, eine oder beide Hände sanft auf deine Herzregion zu legen.

Nimm dir Zeit herauszufinden, was für dich im Moment angenehm und beruhigend ist. Vielleicht ist es eine eigene, ganz persönliche Geste?

Beachte die Wirkung der Berührung und Geste auf deinen Körper und deinen Geist. ✕

Wundere dich nicht, wenn dir in verschiedenen Situationen unterschiedliche Berührungen guttun. Unser Selbst hat verschiedene Seiten und Bedürfnisse, die wir uns nun im Folgenden gemeinsam näher anschauen wollen.

Wer und wie wir sind, ist keineswegs fix. In verschiedenen Therapierichtungen wird die Persönlichkeit als ein System betrachtet, das aus mehreren unterschiedlichen Seiten, Persönlichkeitsanteilen oder sogenannten Ego-States besteht. So kannst du z.B. neben vielen anderen Seiten auch einen selbstkritischen, einen ängstlichen oder wütenden Teil, aber natürlich auch eine fürsorgliche oder mutige und interessierte Seite haben.

In der CFT werden alle diese Seiten sozusagen von dir aus deiner Mitte heraus betrachtet, aus welcher sich die unterschiedlichen Anteile am besten beobachten, integrieren und steuern lassen. Dieses als mitfühlendes Selbst bezeichnete Zentrum soll als die »beste Version« von dir gestärkt und gefestigt werden. Dazu wirst du später spezielle Übungen kennenlernen (siehe S. 168 ff.).

Mit der folgenden Übung möchte ich dich zunächst einladen, verschiedene Versionen von dir lebendig werden zu lassen. Falls du an schweren dissoziativen Symptomen oder Zuständen leidest, empfehle ich dir, sorgfältig abzuwägen, ob du diese Übung jetzt lieber auslassen und später machen möchtest.

Verschiedene Persönlichkeitsanteile entdecken

In diesem Augenblick gibt es eine ganze Reihe möglicher verschiedener Anteile von dir, die auf dieses Buch und diese Zeilen reagieren. Es kann sein, dass eine interessierte Seite von dir aktiviert ist, die gerne mehr verstehen und Neues lernen möchte. Wenn du eher an dem zweifelst, was du hier liest, dann haben diese Zeilen wohl deinen inneren Skeptiker oder Kritiker aktiviert. Es ist auch durchaus möglich, dass sich beide Seiten gleichzeitig bemerkbar machen und du meinen Worten gegenüber einerseits Interesse verspürst und andererseits auch Zurückhaltung.

Je nachdem welcher Anteil bei dir am stärksten aktiviert wurde, wirst du zu unterschiedlichen Betrachtungen kommen und andere Schlussfolgerungen ziehen. Während dein Kritiker dir vermutlich gereizt oder auch gelangweilt rät, das Buch zur Seite zu legen, ist deine interessierte Seite offen und neugierig, wie es weitergeht, und motiviert dich, weiterzulesen und die Übungen auszuprobieren. Falls dein Kritiker viel Raum einnimmt und du dich sehr mit ihm identifizierst, könnte sich deine Stimmung trüben, vielleicht entscheidest du dich sogar, keine psychologischen Bücher mehr zu lesen.

Wenn du nun aus deiner Mitte heraus bewusst wahrnimmst, welche Anteile aktiviert sind, kannst du deinen Kritiker aus ganz anderer Perspektive betrachten. Du musst dich nicht mit ihm identifizieren und ihm nicht in allem recht geben. Vielleicht erkennst du, dass dein Skeptiker dich schützen möchte vor den teilweise herausfordernden Übungen. Du erkennst möglicherweise, dass er fürchtet, dass du durch die Beschäftigung mit solchen Übungen und Anregungen in alten Wunden rührst.

Aus deiner Mitte heraus kannst du deinem Skeptiker Verständnis entgegenbringen und seine Fähigkeiten – kritisch nachzufragen, Schwachpunkte aufzudecken und seine Absicht, dich zu schützen – würdigen. Der Abstand zu ihm erlaubt dir trotz seiner Anwesenheit, dein Verhalten freier zu wählen. Du könntest zu dem Schluss kommen, dem Kritiker in dieser Angelegenheit nicht folgen zu wollen, sondern lieber – auch mit gemischten Gefühlen – deiner interessierten Seite. Dann bist du höchstwahrscheinlich bereit, an der Lektüre weiter dranzubleiben. Vielleicht beginnt dich das Thema des offenen und beherzten Umganges mit sich selbst und anderen so sehr zu beschäftigen, dass du es unbedingt gerne weiterverfolgen und wie ich mit anderen teilen möchtest. ×

ALEX bemerkte überrascht eine sehr ängstliche Seite an sich. Neben der traurigen Seite, die durch den Tod seiner Frau in den Vordergrund getreten war, wurde dieser ängstliche Anteil in der Therapie, aber auch im Kontakt mit anderen Menschen für ihn immer deutlicher spürbar. Er erinnerte sich, wie er bereits als Kind alles Mögliche unternommen hatte, um seine depressiv verstimmte und kaum belastbare Mutter vor Problemen zu bewahren. Einmal, als er fünf Jahre alt gewesen war, verreiste sie nach einem Streit mit seinem Vater, ohne dass ihm klar war, wann und ob sie je wieder zurückkommen würde. Er fühlte sich verlassen, traurig und irgendwie schuldig am Fortgang seiner Mutter. Und er verbarg seine große Angst, dass sie nicht wiederkommen könnte, so gut wie möglich.

Erst jetzt wurde ihm klar, dass die Angst davor, wichtige Personen zu verlieren, viel stärker war, als er bisher angenommen hatte. Diese ängstliche Seite bewirkte, dass er begann, schwierige Gefühle wegzuschieben, um niemanden zu verärgern, zu belasten und schlussendlich noch zu verlieren. Dieser Anteil wurde durch den Verlust seiner Frau und auch durch das Sichöffnen in der Therapie stark aktiviert. Aus seiner mitfühlenden Mitte ist es für Alex nun möglich, sich dieses ängstlichen Anteils anzunehmen und ihn zu beschwichtigen.

? Vergegenwärtige dir dein Leben und etwas genauer eine Situation, die dich gerade beschäftigt. Überprüfe nun, wie sich bei dir deine ängstlichen, traurigen, verärgerten und mitfühlenden Seiten in dieser Situation ausdrücken.

Gib dir einen Moment Zeit, um Zugang zu jedem einzelnen dieser vier emotionalen Anteile zu finden. Mit welchen Gefühlsseiten kommst du leicht in Kontakt, mit welchen ist es schwieriger? Es kann harzig sein, mit deinen Gefühlen in Kontakt zu kommen, wenn du es dabei eilig hast.

Es ist normal, dass uns einige Anteile eher bewusst sind als andere. Beginne mit den dir bekannten und vertrauteren emotionalen Seiten. Erlaube dann unbedingt auch jenen Gefühlen, die dir eher fremder sind, sich ehrlich und direkt auszudrücken und sich zu zeigen. Vielleicht stößt du bei dir auch auf weitere, oben nicht beschriebene Emotionen, vielleicht auf Scham, Schuld, Eifersucht oder Stolz. Bleibe offen und neugierig auch für sie.

Mitfühlende innere Bilder

Als du dir Situationen für die Reflexion oben in Erinnerung gerufen hast, sind wahrscheinlich auch Bilder in dir aufgestiegen, die dich beunruhigen und belasten. Die Macht der Bilder ist dir also schon vertraut. Was du vielleicht noch nicht überlegt hast: Du kannst Bilder auch benutzen, um deinem geistigen, emotionalen und körperlichen Befinden einen positiven Impuls zu geben. So wie gewisse innere Bilder dein Alarmsystem aktivieren mögen, können andere, von dir ausgewählte Bilder dein Social Engagement System und dein Beruhigungs- und Fürsorgesystem stimulieren. Visualisierungsübungen wie »Sicherer Ort« (siehe S. 162) und »Wertschätzender innerer Verbündeter« (siehe S. 165) sind für viele eine Hilfe, um sich zu stabilisieren und Ruhe zu finden.

Vielleicht meldet sich bei dieser Vorstellung schon wieder dein innerer Kritiker: »Das ist gar nichts für mich! Ich kann mir nicht gut Dinge vorstellen und vorgestellte Dinge sind ja eben nur vorgestellt und nicht wirklich.« Nun, ob du möchtest oder nicht, du kannst täglich erfahren, wie dein Geist ununterbrochen aktiv ist und Gedanken, Vorstellungen, Bilder und Erinnerungen produziert und durcharbeitet – sogar im Schlaf. Wir können unsere Gehirntätigkeit nicht abstellen, aber wir können sie beeinflussen.

Bei den nachfolgenden Übungen geht es darum, diese für uns bedeutungsvolle Aktivität des Geistes nicht völlig sich selbst und damit unserem vegetativen Nervensystem zu überlassen, das sie hauptsächlich zum Aufspüren und Warnen vor möglichen Gefahren einsetzt und daher hautsächlich negative Bilder entwirft (siehe Negativitätsbias S. 70 ff.). Wenn unser Geist sich schon ständig Dinge ausmalt, dann doch besser solche, die uns weiterhelfen im Leben!

Die meisten Menschen besitzen eine recht gute Vorstellungskraft, was nicht bedeutet, dass innere Bilder so konkret und detailreich wie Fotos sind. Wenn wir uns ein Fahrrad vorstellen, blitzt bei den meisten ein Bild eines Fahrrades mit zwei Rädern, Pedalen, Rahmen und einem Sattel auf. Bei den wenigsten kommen spontan Details dazu wie Felgenbremse, Hinterradnabe oder Schlauchventile. Auch für die folgenden Übungen braucht es keine kristallklaren Bilder vor unserem geistigen Auge. Alles, was es braucht, sind flüchtige, oft auch bruchstückhafte Eindrücke.

Wenn du noch immer unsicher bist und zweifelst, ob die Arbeit mit Bildern bei dir funktionieren kann – erinnerst du dich an die Zitronenübung und den Weihnachtseinkaufsbummel (siehe S. 71 u. 73)?

Weil Geschmacks- und Geruchssinn besonders stark mit Emotionen und Erinnerungen verbunden sind, werden diese beiden Sinne gerne bei Imaginationsübungen angesprochen. Insbesondere Düfte können aber auch eine Geschichte haben, die mit unangenehmen Vorstellungen verbunden sind. Bevor du mit inneren Bildern zu arbeiten beginnst, möchte ich dich deshalb gerne für das Thema Düfte sensibilisieren. Das soll es dir einerseits erleichtern, durch angenehme Düfte bestärkende Bilder und Emotionen hervorzuholen. Und andererseits kannst du dich besser bewusst vor Gerüchen schützen, die »eine Geschichte haben« und dich belasten.

Ein Wort zum Einsatz von beruhigenden Düften

Unser Geruchssinn verfügt von allen unseren Sinnesorganen über die schnellste Route zum Gehirn und hat eine ausgeprägte Verbindung zu unseren Erinnerungen und Emotionen. Jedes der drei Emotionsregulationssysteme kann durch Düfte stimuliert werden. Die Evolution hat damit ein weiteres effektives Instrument zu unserem Schutz hervorgebracht.

Gerüche können blitzschnell unser Alarmsystem triggern und Gefühle wie Angst oder Ekel hervorbringen. Menschen, die in ihrer Geschichte traumatisiert wurden, leiden manchmal unter Flashbacks, die durch Gerüche oder Geruchshalluzinationen provoziert werden. Gerüche können aber genauso intensiv angenehme Erinnerungen hervorrufen und so unser Beruhigungs- und Fürsorgesystem oder Anreiz- und Antriebssystem anregen. Viele von uns bringen bestimmte Düfte der Natur, von Essen oder eines Parfüms in Verbindung mit einer schönen Erinnerung, einem Moment der Geborgenheit und warmen Gefühlen.

SANDRA erfüllte der Geruch von Bier mit Ekel. Der älteste Sohn der Pflegefamilie, in der sie für eine Weile untergebracht war, missbrauchte sie meist in alkoholisiertem Zustand. Er roch nach Bier. Dieser Geruch konnte Sandra auch viele Jahre später noch in Panik versetzen. Sie durchlebte dann wieder dieselbe schmerzliche Beschämung, Hilf- und Ausweglosigkeit und heftige Angst, vernichtet zu werden, die sie früher während des Missbrauchs erlebt hatte. Für Sandra, die sich durchaus bewusst war, dass viele Biertrinker ganz anständige Kerle sind, waren diese unberechenbaren und schwer steuerbaren Flashbacks Jahrzehnte später noch sehr belastend und schränkten ihr soziales Leben ein. Erst später erinnerte Sandra sich auch wieder an wohltuende Gerüche

aus ihrer Kindheit. Als sie klein war, liebte sie Grießbrei mit Apfelmus und Zimtzucker. Immer wenn ihre Mutter solchen zubereitete, war die Welt für einen flüchtigen Moment in Ordnung und Sandra glücklich. Ihre Mutter freute sich wiederum darüber, Sandra beglücken zu können, und spiegelte Zufriedenheit zurück.
Diese Verbundenheit mit ihrer Mutter beim Grießbreiessen ist eine von Sandras schönsten Kindheitserinnerungen. Sie war über viele Jahre unter traumatischen Bildern, Erinnerungen und Symptomen verschüttet. Als die Erinnerung an den Grießbrei und die gemeinsamen innigen Momente mit ihrer Mutter wieder lebendig wurde, bekamen Grießbrei, Apfelmus und vor allem Zimt eine neue Qualität für Sandra. Fortan kochte Sandra sich Grießbrei, wenn sie sich etwas Gutes tun wollte. Mit der Zeit rief schon allein die Vorstellung von Zimtduft bei Sandra ein wohliges Körpergefühl hervor und wirkte beruhigend auf sie.

Wenn du möchtest, kannst du mit ausgewählten Düften deinen Übungen eine zusätzliche effektvolle Note verleihen.

? Gibt es ein Parfum, ein Duftöl oder einen natürlichen Duft wie vielleicht der von frisch gemahlenem Kaffee oder gebackenem Brot, von bestimmten Blumen, von Gras, dem Wald oder dem Meer, der bei dir angenehme Empfindungen aufkommen lässt?

Du kannst deinen Lieblingsduft in jede Übung einbauen oder mit der Vorstellung eines angenehmen, beruhigenden Geruchs in eine Übung einsteigen. Gerüche und Düfte können so auch eine Rolle bei der ersten Visualisierungsübung spielen, die ich dir vorstellen möchte, dem »Sicheren Ort«.

Einen sicheren inneren Ort finden

Bei emotionalen Hochs und Tiefs kann es sehr stabilisierend sein, sich an einen inneren geschützten, »sicheren Ort« zurückziehen zu können. Leichte, aber auch ausgeprägte psychische Symptome wie Flashbacks oder Impulse zu selbstschädigenden Verhaltensweisen können von hier aus besser toleriert und reguliert werden. Am eigenen sicheren Ort wird das Beruhigungssystem angekurbelt und das Alarmsystem beruhigt.

Vielleicht hast du bereits einen eigenen sicheren Ort entdeckt und nutzt diesen, um dich auszubalancieren. Oder du hast klare Vorstellungen von einem solchen Ort, an dem du dich wohl- und sicher fühlen kannst. Solltest du dich noch nie in deinem Leben irgendwo sicher und willkommen gefühlt haben, sei versichert, dass Fantasiebilder von sicheren Orten dieselbe Neurochemie stimulieren wie die Erinnerung an einen realen Ort. Und: In der Fantasie ist ein sicherer Ort oftmals noch sicherer als ein realer Ort, er kann nicht bedroht oder gar zerstört werden.

Falls du mit einem dir bekannten Ort arbeiten möchtest, achte bei dieser Übung darauf, dass er keine schwierigen Gefühle weckt. Deshalb wähle bitte auch nicht einen Keller oder vergleichbaren Ort. Da suchen wir allenfalls von Angst getrieben nach Sicherheit – dass wir uns da auch sicher und geborgen fühlen, ist eher nicht zu erwarten.

Denk daran, du brauchst von deinem sicheren Ort kein 3D-Kino mit Dolby-Surround-Sounds zu erzeugen! Entscheidend ist, wie ein Ort beschaffen sein sollte, der dir das Gefühl gibt, beschützt, von Herzen willkommen und sogar sehnlichst erwartet zu werden.

Für einige ist es hilfreich, sich selbst an ihrem sicheren Ort zu betrachten mit ihrer Körperhaltung und ihrem Gesichtsausdruck, wenn sie sich behütet und willkommen fühlen. Für andere ist es ausreichend, sich nur den sicheren Ort auszumalen und diesen auf sich wirken zu lassen. Lass in diesem Fall einfach die entsprechende Stelle der Übung weg.

Gerne möchte ich dich einladen, der Übung mit Offenheit und Neugier zu folgen.

Sicherer Ort

Nimm eine bequeme Sitzhaltung ein, die dir erlaubt, aufrecht zu sitzen, ohne dich zu verspannen. Der Rücken ist gerade, die Schulterblätter sind gesenkt, der Kopf ruht auf der Wirbelsäule wie eine Kugel, die von einem Wasserstrahl getragen wird. Dein Gesicht ist weich und der Blick schräg unten gerichtet. Wenn es angenehmer ist, kannst du die Augen auch ganz schließen.

Erlaube dir nun, dich in deiner Vorstellung an einen Ort zu begeben, der dir Sicherheit und Vertrauen vermittelt. Das kann ein bekannter wirklich existierender oder ein vorgestellter Ort sein, der für dich etwas Friedliches und Schönes ausstrahlt. Vielleicht ist er draußen in der Natur, am Meer oder einem anderen Gewässer, in einem Wald, unter einem Baum oder auch an einem Ort bei dir zu Hause oder unter anderen Menschen.

Lass für einen Moment die Farben, Formen, Düfte, Geräusche und die besänftigende Stimmung dieses Ortes auf dich wirken. Vergegenwärtige dir, dass dieser Ort dein ganz persönlicher Zufluchtsort ist. Was wünschst und brauchst du hier bei dir, um dich wohl- und vertraut fühlen zu können? Gibt es hier andere Menschen oder Lebewesen? Wie bist du mit der Außenwelt verbunden? Gibt es eine Möglichkeit, Besuch zu empfangen, falls du jemanden zu dir einladen möchtest?

Falls du abschweifst: Das ist ganz normal. Wir haben alle einen äußerst unruhigen und umherschweifenden Geist. Wenn du merkst, dass dein

Geist weitergewandert ist, bringe deinen Geist einfach sanft wieder zurück an deinen sicheren Ort.

Was kannst du alles bei dir bemerken, wenn du dich sicher und willkommen fühlst? Woran bemerkst du, dass du dich geborgen und beschützt fühlst? Wie zeigt sich das in deinem Körper und deinem Denken? Welche weiteren Gefühle kommen auf an diesem Ort? Wie äußern sich das Getragen- und Behütetsein in deiner Körperhaltung, deinen Bewegungen und der Mimik? Wie und was sprichst du hier? Wie klingt deine Stimme nach außen und nach innen? Mit was für einem Blick schaust du in die Welt hinaus? Und wie bringst du dich gegebenenfalls in Kontakt mit deinen Mitmenschen?

Falls dir Geborgenheit, Sicherheit und Vertrauen als Erfahrung fremd sind, stell dir einfach vor, wie es sich anfühlen würde, wenn ein Ort bei dir diese Gefühle hervorlocken würde.

Wenn du magst, betrachte dich für eine Weile von außen an deinem sicheren Ort. Was für einen Namen könntest du ihm geben? Rufe dir ins Bewusstsein, dass du jederzeit, wenn du es wünschst, hierher zurückkommen und dich geborgen, sicher, respektiert und willkommen fühlen kannst. ×

Viele malen sich ihren sicheren Ort zunächst am liebsten für sich allein aus. Die Vorstellung eines anderen Menschen in der Nähe löst oft sozialen Stress aus oder die Angst, verletzt zu werden. Gleichzeitig kann es sein, dass das Alleinsein nur für eine Zeit schön ist und dann eine andere Seite von sozialem Stress weckt: Einsamkeit. Die nächste Übung ist eine wunderbare Möglichkeit, auf sichere Weise ein Gegenüber an seinen sicheren Ort einzuladen.

Einen inneren Verbündeten finden

Diese Übung stützt sich auf das lebendige Bild eines mitfühlenden, ganz persönlichen inneren Verbündeten oder »spirituellen Geliebten«. Bevor wir uns unser mitfühlendes Selbst mit den verschiedenen mitfühlenden Eigenschaften und Fertigkeiten vorstellen, erfahren wir sie in Gegenwart eines solchen Gegenübers, das nur die allerbesten Absichten uns gegenüber hat. Wenn du möchtest, kannst du deinen Verbündeten an deinen sicheren Ort einladen und dich so zusätzlich unterstützen lassen.

Auch wenn es in deinem Leben bisher noch keinen solchen Verbündeten gegeben hat, kannst du jetzt einen solchen in deiner Fantasie zum Leben erwecken. Das Entscheidende ist auch bei dieser Übung, dass du dir einfach deine eigene Vorstellung davon machst, wie es sich anfühlt, jederzeit Unterstützung, Stärkung und Anerkennung zu finden.

Ob es sich bei dem inneren Verbündeten um eine existierende Person handelt oder nicht, spielt überhaupt keine Rolle. Wie beim sicheren Ort ist es sogar für viele Leute einfacher, mit einer idealen Fantasiegestalt zu arbeiten. Eine solche lässt keine zwiespältigen und konflikthaften Gefühle aufkommen, wie es oftmals gerade die Menschen tun, die uns am nächsten und liebsten sind.

Wenn du mit dem Bild eines Menschen arbeiten möchtest, den du kennst und der dir vielleicht viel Gutes getan hat, kann es hilfreich sein, mit gewissen idealen Eigenschaften dieses Menschen zu arbeiten und für die Übung andere Aspekte im Hintergrund zu belassen.

In einem Teil der Übung, der kursiv markiert ist, stellst du dir deinen Verbündeten vor, wie er dir Herzenswünsche übermittelt. Hierbei handelt es sich um die bekannte Metta-Meditation. Sie stammt aus dem buddhistischen Mitgefühlstraining (Metta bedeutet in Pali: liebevolle Güte, Freundschaft) und wird heute weltweit von Menschen völlig unabhängig von ihren Glaubensvorstellungen regelmäßig und mit Hingabe praktiziert.

Mir geht es so, dass über die Jahre immer wieder ein anderer Satz der Metta-Meditation genau das anspricht, was ich im Moment am meisten brauche. Vielleicht können auch dir die überlieferten Sätze Kraft geben. Manchmal weiß man nicht genau, was einem guttun würde, und dann kann man erst mal mit diesen traditionellen Herzenswünschen arbeiten. Wenn es dir lieber ist oder besser passt, bleibe bei deinen eigenen persönlichen Formulierungen.

Für alle jene, die sich von der Metta-Meditation besonders angesprochen fühlen: Traditionell werden die Wünsche in jede Fließrichtung freundlicher Güte versendet, also von einem anderen Wesen zu mir, von mir zu einem anderen Wesen und von mir zu mir selbst. Auch wird der Kreis der Empfangenden und Sendenden stetig ausgeweitet, bis schließlich alle Wesen aus sämtlichen Universen angesprochen werden.

Du hast fast unerschöpfliche Möglichkeiten zu experimentieren. Beginne immer mit einem inneren Bild des sendenden Wesens und einer Empfindung für das tiefe Wohlwollen, das dir entgegengebracht wird. Falls du selbst Wünsche versendest, gilt das natürlich auch für dich.

Innerer Verbündeter und Metta-Meditation

Nimm eine bequeme Sitzhaltung ein, die dir erlaubt, aufrecht zu sitzen, ohne dich zu verspannen. Der Rücken ist gerade, die Schulterblätter sind gesenkt, der Kopf ruht auf der Wirbelsäule wie eine Kugel, die von einem Wasserstrahl getragen wird. Dein Gesicht ist weich und der Blick schräg nach unten gerichtet. Wenn es dir angenehmer ist, kannst du die Augen auch ganz schließen.

Komm mit ein paar tiefen Atemzügen in deinem Körper an. Verweile für einen Moment bei deinem ruhigen Atemrhythmus. Wenn du magst, stelle dir einen Duft vor, der dich beruhigt und dich beim Atmen durchströmt. Vielleicht magst du auch ein feines, nach außen hin kaum sichtbares Lächeln auf deinem Gesicht erscheinen lassen, das sich an dein Inneres, an dein Herz wendet.

Lass nun vor deinem inneren Auge ein Bild deines inneren verbündeten Wesens aufkommen. Betrachte es eine Weile und schau, welche Qualitäten seiner Güte dir gerade im Moment besonders wichtig sind. Sind es seine Weisheit und sein Verständnis für dich und die Welt? Oder sind es mehr seine Standfestigkeit, Bestimmtheit und Stärke? Findest du seinen Mut und seine Offenheit gerade besonders wichtig und hilfreich? Oder erscheint es dir unterstützend, dich von seiner tiefen Sanftmut und liebevollen Güte berühren und anstecken zu lassen? Stelle dir vor, dass dieses Wesen sich dir tief verbunden fühlt und ganz für dich da ist. Es ist verlässlich und verbindlich in seinem Engagement für dich und vermittelt dir genau das, was du am dringendsten brauchst.

Nun stelle dir vor, dass dein dir verbundenes Wesen zusammen mit dir in einem Raum ist. Wo spürst du seine Gegenwart am deutlichsten – vor, neben, hinter oder sogar über dir? Welcher Abstand ist dir angenehm? Wie sind seine Bewegungen und wie ist seine Atmung? Spricht dieser Mensch oder dieses Wesen zu dir?

Was und welcher Satz würde dir sehr guttun zu hören? Was wäre heilsam für dich? Mit was für einem Stimmklang spricht dein Verbündeter? Flüstert er dir ins Ohr oder spricht er mit fester Stimme? Wie wirkt dieses Gegenüber auf dich, wie das, was du von ihm hörst? Was löst das alles aus in deinem Körper, deinen Gefühlen und deinen Gedanken?

Lass dir noch ein paarmal genau das sagen, was du dir schon so lange zu hören wünschst. Achte nach jedem Satz, den du hörst, auf das Echo in deinem Körper.

Stelle dir vor, wie dein Verbündeter beginnt, dir Herzenswünsche zu schicken, und wiederhole still für dich:

Mögest du (dein Name) glücklich und zufrieden sein!

Mögest du (dein Name) dich sicher und beschützt fühlen!

Mögest du (dein Name) gesund und stark in deinem Körper und deinem Geiste sein!

Mögest du (dein Name) in Frieden und mit Leichtigkeit leben!

Mögest du (dein Name) frei von Leiden und seinen Ursachen sein!

Gibt es darunter einen Wunsch, der dich gerade speziell anspricht oder berührt? Nimm dir einen Moment, um bei diesem Wunsch zu verweilen und dir dein verbündetes Wesen vorzustellen, wie es dir aus tiefstem Herzen genau das wünscht, was dich im Moment am meisten stärkt. Achte auch hier nach jedem still formulierten Wunsch auf das Echo in deinem Körper.

Um die Übung abzuschließen, lass nach und nach die Bilder und Wünsche deines Verbündeten im Hintergrund verblassen. Die Empfindungen, die in dir geweckt wurden, kannst du, wenn du möchtest, gerne mitnehmen in deinen Alltag, zu deiner nächsten Aktivität. Öffne sanft die Augen und schließe die Übung ab, wenn du dazu bereit bist. ×

SANDRA mochte diese Übung lange Zeit am allerliebsten. Sie brauchte eine Weile, bis sie ein Bild einer inneren Verbündeten hatte, die sie nicht mit Misstrauen beäugte. Rasch merkte sie, dass sie mit Bildern von real existierenden Personen nicht arbeiten konnte. Selbst mit Oskar ist sie zu verstrickt.

Die von ihr sehr geliebte, aber inzwischen verstorbene Großmutter wäre sicherlich eine passende innere Verbündete gewesen. Doch wenn sie an sie dachte und sich das Bild ihrer Großmutter vorstellte, brach sie regelmäßig in Tränen aus und empfand vor allem tiefe Traurigkeit. Auch Vorstellungen von Menschen, die sie gar nicht persönlich kannte, die sie aber verehrte, wie z.B. den Dalai Lama, die junge Greta Thunberg und Arnhild Lauveng, weckten bei ihr alle früher oder später ein Unbehagen, eine Verunsicherung oder das Gefühl, selbst wertlos zu sein und versagt zu haben. Einer nur imaginierten weiblichen Gestalt, die helle, klare und beruhigende Farben ausstrahlte, konnte sie schließlich vertrauen.

Wichtig für Sandra war, dass sie wusste, dass sie bei ihrer Verbündeten stets willkommen war. Diese hatte keine Angst vor ihren Symptomen und schenkte ihr großes Vertrauen. Sie verkörperte Standfestigkeit und Verlässlichkeit. Zu Beginn konnte Sandra gar nicht oft genug hören: »Ich bin hier bei dir, damit du dich sicher und beschützt fühlen kannst.«

Heute sagt ihre Verbündete ihr auch zwischendurch, ohne formale Übung, verschiedene kurze unterstützende und stärkende Sätze. Die Übung bewirkte, dass Sandra sich nicht mehr so verloren vorkam, sondern sich von jemandem begleitet fühlte, der sie nie enttäuschen oder verlassen würde.

Alle Übungen, die wir bisher kennengelernt haben, verfolgen die Absicht, Mitgefühl zu stimulieren und unser mitfühlendes Selbst zu stärken. Die nächste Übung ist für die CFT wohl die charakteristischste von allen. Als Einstieg zu dieser Übung erscheint es mir interessant und nützlich, mit dem Persönlichkeitskonzept der CFT vertraut zu sein.

Sein bestes Selbst hervorlocken und nähren

Kennst du das Konzept vom Mandala? Ein Mandala ist ein beliebiger Raum mit einem Zentrum. Die Erde, Städte, aber auch wir Menschen können als Mandala betrachtet werden. In der CFT stellen wir uns vor, dass sich unsere verschiedenen Persönlichkeitsanteile um unsere mitfühlende Mitte herum organisieren. Die Stärkung und die Festigung unseres Zentrums erlauben es uns, unsere unterschiedlichen Seiten aus hilfreichem Abstand zu überblicken.

Von unserer Mitte aus können wir eine engagierte Perspektive uns selbst gegenüber einnehmen. Wenn wir unsere Mitte verlieren, werden wir an den Rand des Mandalas geschleudert, verlieren den mitfühlenden Blick und identifizieren uns besonders leicht mit einem schwierigen Persönlichkeitsanteil.

Unsere Mitte, die es zu finden und zu stärken gilt, bezeichnen wir in der CFT oft auch als unser »mitfühlendes Selbst«, unser »bestes Selbst« oder unsere »zukünftig beste Version«.

ABBILDUNG 21 **Mandala mit mitfühlendem Selbst im Zentrum**

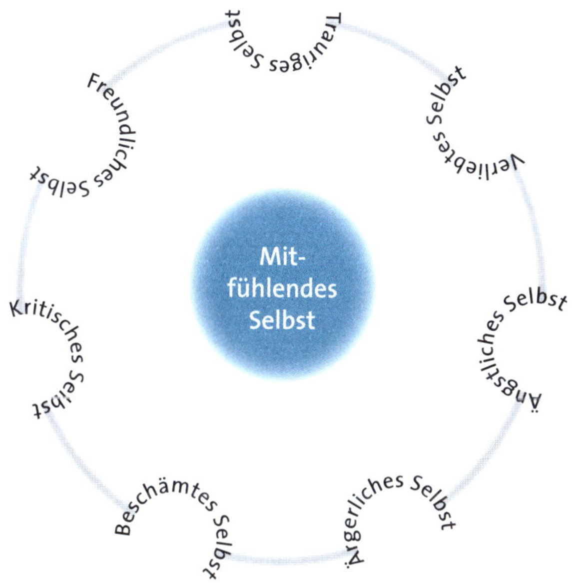

Heute gehen moderne Psychotherapeutinnen und Psychotraumatologen davon aus, dass jeder Mensch über einen intakten und durch nichts, kein Trauma und keine Erkrankung zerstörbaren psychischen Kern verfügt. Im Konzept der CFT ist das unsere Mitte.

Diese Mitte kann durch verletzende Erlebnisse sehr geschwächt und kaum mehr zu spüren sein. Dein mitfühlendes Selbst kann in diesem Fall etwas sein, mit dem du fürs Erste einfach vertrauter werden möchtest. Die Übung unten unterstützt dich dabei, den Zugang zu deinem mitfühlenden Selbst wiederzufinden. Sie stärkt deine Mitte so, dass du mit schwierigen Anteilen von dir besser klarkommen kannst. Vor problematischen und von dir abgewiesenen Seiten brauchst du nicht mehr zurückzuschrecken. Sie werden integriert und bekommen ein überschaubares Plätzchen, wo sie keinen Schaden anrichten.

Aus der zentralen Position deines mitfühlenden Selbst heraus kann es auch geschehen, dass du bisher unbekannte und hilfreiche Seiten von dir entdeckst. Indem du ihnen mehr Beachtung und Bedeutung schenkst, können sie mehr in den Vordergrund rücken und dich besser unterstützen. Gerade wenn es dir noch schwerfällt, dir dein mitfühlendes Selbst und deine starken Seiten vorzustellen, kann dir die nachfolgende Übung weiterhelfen.

Behalte gut im Kopf, dass das Entscheidende nicht ist, mit allen Eigenschaften und Fertigkeiten von Mitgefühl schon in die Übung einzusteigen und am Ende noch mehr davon zu haben. Das Wichtigste ist, sich vorzustellen, wie es wäre, über all die einzelnen Qualitäten von Mitgefühl zu verfügen. Auf diese Weise lassen sie sich stimulieren, nähren und entwickeln.

Du weißt ja schon, es geht dabei nicht um exakte Vorstellungen – eine Idee davon, was Mitgefühl ist, reicht völlig aus.

Die Technik, die bei dieser Übung zum Einsatz kommt, stammt aus dem Method-Acting, also aus der Schauspielerei. Dabei stellen sich Schauspieler vor, selbst die Eigenschaften des Charakters zu besitzen, den es gilt darzustellen. Sie schlüpfen regelrecht in die Haut ihrer Figur, nehmen massiv an Gewicht zu oder ab und übernehmen so weit wie möglich den vorgestellten Lebenswandel. Für eine begrenzte Zeit »werden« sie sozusagen zu der Person, die sie darstellen.

Für uns hier heißt das, so intensiv wie möglich in die Rolle einer zutiefst mitfühlenden Person einzusteigen. Egal mit welchen Eigenschaften und Fertigkeiten von Mitgefühl du bereits vertraut bist, hier geht es nur um eines: in die Rolle einer Person hineinzufinden, die über vorbildliches echtes Mitgefühl verfügt. Am Anfang wird dir das möglicherweise etwas gespielt oder künstlich vorkommen. Es wird dir jedoch wie den Schauspielern gehen: Je mehr du übst, umso mehr werden dir die mitfühlenden Eigenschaften und Fähigkeiten wie ein Teil von dir vorkommen.

Sein bestes Selbst hervorlocken und stärken

Nimm eine bequeme Sitzhaltung ein, die dir erlaubt, aufrecht zu sitzen, ohne dich zu verspannen. Der Rücken ist gerade, die Schulterblätter sind gesenkt, der Kopf ruht auf der Wirbelsäule wie eine Kugel, die von einem Wasserstrahl getragen wird. Dein Gesicht ist weich und der Blick schräg nach unten gerichtet. Wenn es angenehmer ist, kannst du die Augen auch ganz schließen.

Komm mit ein paar tiefen Atemzügen in deinem Körper an. Verweile für einen Moment bei deinem beruhigenden Atemrhythmus. Wenn du magst, stelle dir vor, wie ein Duft dich beruhigt und beim Atmen durchströmt. Vielleicht magst du ein feines, nach außen kaum sichtbares Lächeln auf deinem Gesicht erscheinen lassen, das sich an dein Inneres, dein Herz wendet.

Stelle dir nun vor, in die Schuhe einer zutiefst mitfühlenden Person zu steigen. Du wirst Schritt für Schritt die verschiedenen Qualitäten bei dir zum Leben erwecken, die eine solche wohlwollende und engagierte Persönlichkeit ausmachen, und kannst ausprobieren, entsprechend zu denken, zu fühlen und zu handeln.

Stelle dir jetzt als Erstes vor, über tiefe Weisheit zu verfügen. Du weißt, dass unser Leben auch Belastungen mit sich bringt und dass das nicht unser Fehler ist. Wir brauchen uns für unsere Schwierigkeiten, unser Leben oder uns selbst weder zu verurteilen noch zu schämen. Weisheit sucht nie einen Schuldigen, sondern Versöhnung. Wie fühlt es sich an in der Haut dieser durch und durch weisen Person? Was geschieht bei dir im Körper und welche Gefühle tauchen auf?

Wenn du einen kleinen Eindruck von der Weisheit in dir bekommen hast, stelle dir als Nächstes vor, in die Schuhe einer Person zu steigen, die über außerordentliche innere Stärke verfügt. Diese Person strahlt Standfestigkeit und natürliche Autorität aus. Sie setzt sich kompromisslos für dich und andere ein.

Spüre diesen Qualitäten in deinem Körper nach. Finde sie wieder in deiner würdevollen aufrechten Körperhaltung, deiner ruhigen Atmung, deinem gelassenen Gesichtsausdruck, deinem festen klaren Blick und einem ruhigen und klaren Geist. Vielleicht stellst du dir deinen Körper als Berg, deine Atmung als eine leichte Brise und deinen Geist als den offenen weiten Himmel vor. Zu diesem Bild kannst du immer wieder zurückkommen. Lass dich von der Erde stärken, die dich unermüdlich trägt, dir Halt gibt und dich stützt.

Als Nächstes stelle dir eine besonders warmherzige, liebevolle und engagierte Person vor und schlüpfe in ihre Schuhe. Du wünschst dir aufrichtig, dass alle Lebewesen glücklich und frei von Leiden und seinen Ursachen sind. Wie ist das Echo deines Körpers auf diese liebevolle

Güte? Falls dir das schwerfällt, stell dir einfach vor, was du als diese engagierte Persönlichkeit empfinden würdest, was du ausstrahlen und auch konkret tun würdest.

Nach einer Weile stelle dir vor, wie es ist, eine besonders mutige Person zu sein. Es braucht Mut, um uns gegenüber schwierigen Erfahrungen, Gefühlen und Gedanken auf feinfühlige Weise zu öffnen. Sich von Leid berühren zu lassen und sich immer wieder daran zu halten, was hilfreich und nicht schädlich ist, ist sehr mutig. Es ist dein Mut, der dir hilft, dich auf heilsame Weise um dich selbst und deine Schwierigkeiten zu kümmern und Verantwortung für dein Leben zu übernehmen. Die Aussöhnung mit unserem Leben braucht immer wieder neu Mut.

Nun mach dir ein Bild von dir mit all diesen Qualitäten, wie sie gemeinsam aktiviert im Vordergrund stehen. Wie würdest du dich fühlen als diese mitfühlende Person? Wie würdest du dich selbst und die Welt beurteilen? Was wären deine Körperempfindungen?

Stelle dir nun noch vor, wie du nach außen auftrittst mit all diesen Qualitäten. Wie bewegst du dich? Wie atmest du? Wie ist dein Gesichtsausdruck? Wie klingt deine Stimme, wenn du dich mit dir selbst oder mit jemand anderem unterhältst? Und wenn es passt, male dir aus, wie du in eine aktuell schwierige Situation hineingehen würdest mit all diesen Qualitäten. Wie würden sie dich und dein Verhalten unterstützen?

Um die Übung abzuschließen, lass dann nach und nach deine Bilder in den Hintergrund treten und verblassen. Empfindungen, die in dir geweckt wurden, kannst du, wenn du möchtest, gerne mitnehmen in deinen Alltag, deine nächste Aktivität. Wenn du bereit bist, öffne sanft die Augen und schließe die Übung ab. ×

Trotz wissenschaftlicher Nachweise für die günstige und heilsame Wirkung von Visualisierungsübungen und formalen Meditationen dürfen Anregungen, wie das mitfühlende Selbst auf andere Weise stimuliert werden kann, auf keinen Fall in diesem Buch fehlen. Vielleicht sagen dir formale Übungen und Meditationen nicht zu. Oder du hast genug davon und die Umsetzung im Alltag zählt jetzt mehr für dich. Im Folgenden beschreibe ich, wie du in fünf Schritten Achtsamkeit und Mitgefühl in deinen praktischen Alltag bringen und festigen kannst.

Vom geschützten Übungsraum hinaus in den Alltag

Das formale Üben auf dem Stuhl oder dem Sitzkissen geschieht in einem geschützten Raum, in dem Störungen möglichst ausgeschaltet werden. Mit Fokussierung und Konzentration auf den Gegenstand der Meditationsübung können so in Ruhe neue Erfahrungen gemacht und neue neurologische Verknüpfungen hervorgebracht und verstärkt werden. Doch unser mitfühlendes Selbst soll natürlich nicht bloß während der fünf bis zehn Minuten aktiviert werden oder solange wir formal üben, sondern möglichst in unserem alltäglichen Erleben präsent und wirksam sein. Früher oder später möchtest und sollst du diesen geschützten Übungsraum verlassen und Achtsamkeit und Mitgefühl in deinen Alltag integrieren.

Durch die folgenden fünf Schritte kannst du nun deine beste und mitfühlendste Seite in deinem Alltag in Aktion treten lassen.

Den geschützten Übungsraum verlassen → Stell dir vor, wie du in deinem Alltag in der Rolle deines mitfühlenden Selbst auftrittst. Wie möchtest du, dass sich diese Seite von dir in deinem Alltag zeigt? Gibt es eine oder mehrere Personen oder Lebewesen, bei denen es dir besonders leichtfallen könnte, diese Seite auch auszuleben? Was möchtest du, dass andere sehen, wenn du dich bewegst, atmest, ihnen in die Augen siehst? Was für einen Klang deiner Stimme sollen sie hören? Was möchtest du als dieses mitfühlende Selbst in deinem

Alltag gerne tun und was lieber nicht? Wie wird sich das innerlich für dich auswirken und anfühlen?

Erste Schritte draußen → Nachdem du dir ausgemalt hast, wie du dich in deinem Alltag draußen bewegen möchtest, trainierst du dein mitfühlendes Selbst konkret, z.B. wenn du eine Straße in deinem Wohnquartier entlangläufst oder wenn du im Laden um die Ecke oder im Supermarkt einkaufen gehst. Achte darauf, dass deine Körperhaltung und deine Bewegungen, deine Gesten und dein Gesichtsausdruck das ausdrücken, was dein bestes Selbst widerspiegelt. Falls du dich vergisst, ist das kein Problem. Du kannst den Faden jederzeit wieder aufnehmen und neu in die Schuhe deines mitfühlenden Selbst steigen.

Zunächst mag dir das konkrete Üben im Alltag vielleicht noch etwas aufgesetzt und nicht richtig authentisch vorkommen. Mit Mut und der Bereitschaft, dieser Seite in deinem Alltag Raum zu geben, wird dir das immer natürlicher vorkommen. Dein mitfühlendes Selbst wird dir immer vertrauter werden, die Möglichkeit, dich damit im Alltag zu bewegen, wird immer selbstverständlicher werden. Vergiss nicht: Dein wohlwollendes Selbst ist immer echt, auch wenn du es bewusst aktivierst!

Menschen begegnen → Schärfe nun deinen Fokus dafür, wie du Leuten begegnest, wie du sie grüßt, wie du dich mit ihnen unterhältst und ihnen in die Augen siehst. Wie fühlen sich der Kontakt und der Austausch mit anderen Menschen als mitfühlendes Selbst an? Gibt es Kleinigkeiten, die du tun könntest aus der Sicht deiner freundlichen und engagierten Seite? Beispielsweise jemandem die Tür offen halten, jemandem dein Lächeln schenken oder einer Person, die dir wichtig ist, deine Dankbarkeit ausdrücken?

Herausforderungen begegnen → Wenn du eine Weile im Alltag geübt hast, kannst du dir vornehmen, bewusst mit deiner besten Seite auch in herausfordernde Situationen hineinzugehen, z.B. in ein schwieriges Gespräch. Achte auf deine Absicht, helfen und nicht verletzen zu wollen, und überlege, was das für die konkrete Situation heißen könnte. Bedenke, dass lernen heißt, etwas vielleicht nicht auf Anhieb richtig zu machen. Erlaube dir, etwas zu korrigieren und neu zu versuchen und so Schritt für Schritt dein mitfühlendes Selbst zu finden.

Sich wieder und wieder an sein bestes Selbst erinnern → Wenn wir anfänglich noch wenig vertraut sind mit unserem mitfühlenden Selbst, vergessen wir es häufig und schnell – besonders in herausfordernden Situationen. Das gehört dazu! Überlege und versuche herauszufinden, was dich immer wieder daran erinnern könnte, diesen vorteilhaften zentralen Persönlichkeitsanteil von dir zu suchen und zu aktivieren. Nimm dir Zeit für diese Suche nach deinen ganz individuellen Erinnerungsstützen. Wenn du im Verlauf der Zeit auf mehrere verschiedene stößt, umso besser!

Für den Fall, dass es sich sehr schwierig gestalten sollte, etwas Nützliches zu finden, habe ich hier einige Anregungen, die dich vielleicht unterstützen können, bis du eigene Erinnerungshilfen an dein mitfühlendes Selbst entdeckt hast:

- Gegenstände, die du einfach mit dir herumtragen kannst, wie ein Schmuckstück, ein Stein oder ein Stück Stoff, die dich jedes Mal, wenn du sie siehst, berührst oder in der Hand hältst, an das mitfühlende Selbst erinnern;
- stimmige und bedeutungsvolle Bilder oder Fotos, die dich an das Mitgefühl erinnern und dich ermutigen und einladen, es zu praktizieren; diese Bilder kannst du in deiner Wohnung haben, aber auch im Portemonnaie oder als Hintergrundbild auf dem Smartphone, Laptop oder Computer;
- wohlriechende Düfte an Orten, die dir wichtig sind;

- Gedichte, Zitate, Bücher, Musik, die du mit Mitgefühl verbindest;
- am mobilen Telefon eingerichtete Erinnerungen, die dir in gewissen Abständen signalisieren, dass es Zeit ist, an dein mitfühlendes Selbst zu denken und es zu aktivieren.

ALEX waren Visualisierungen und meditative Übungen völlig neu und fremd. Er betrachtete sich als eine wenig fantasievolle Person und zweifelte zu Beginn daran, sich auf Imaginationsübungen einlassen zu können. Er konnte sich nicht vorstellen, dass sie ihn berühren und bewegen würden. Doch schnell merkte er, dass die Übungen keine besondere kreative Begabung voraussetzen, so war er z.B. überrascht, als er feststellte, dass auf die Vorstellung, in eine Zitrone zu beißen, tatsächlich eine deutliche körperliche Reaktion folgte.
Der Gedanke, dass auf ähnliche Weise auch Bilder eines wohlwollenden, freundlichen und umsorgenden Gegenübers wirksam sein können, erschien ihm logisch und machte ihn neugierig. Um zu üben, setzte er sich zu Hause in seinen bequemen Sessel und begann zunächst mit 21 Atemzügen, bei denen er auf seine Ausatmung fokussierte und eine Hand auf seinem Unterbauch platzierte. Zusammen mit der Wärme, die von seiner Hand ausging, stellte er sich ab und zu den für ihn heimeligen Duft eines Waldes nach einem heftigen Sommergewitter vor.
Dann begann er damit, ein Bild seines ganz persönlichen inneren Helfers und Verbündeten aufkommen zu lassen. Bei ihm ist das eine sehr große, eher männliche Gestalt, die über eine ausgeprägte Bodenständigkeit, Festigkeit und Kraft verfügt. Sein Verbündeter ist ein »Fels in der Brandung«, der vor nichts zurückschreckt, dem nichts zu viel wird und der ihn immer beschützt. Über Monate arbeitete Alex nur mit diesem Bild des beschützenden riesenhaften Wesens. Später kamen eigene bestärkende Worte dazu.

Für Alex war es sehr beruhigend, im Alltag zwischendurch immer wieder an seinen Verbündeten zu denken, an seine tiefe, warme und beruhigende Stimme, die sanft, aber deutlich sagt: »Alex, du zählst für mich am meisten. Ich bin hier, damit du mit mir reden kannst und ich dich unterstützen kann. Ich werde dich nie verlassen.«

Wenn es schwierig wird

Mehrfach wurden bereits Hindernisse, Blockaden und Ängste bei Mitgefühl erwähnt. Sie stehen uns im Wege bei einer warmen, offenen und anteilnehmenden Aufmerksamkeit für uns selbst und auch für andere. So bleiben wir einsam und oft voller Scham im kalten, dunklen Loch hocken.

Diese Blockaden sind weit verbreitet. Wir alle haben sie mal mehr, mal weniger. Einige haben uns früher geholfen, stabil und am Leben zu bleiben, und wurden so Teil unseres Sicherheitssystems. Deshalb geht es auch nicht darum, sie loszuwerden. Falls sie aber durch ihre Rigidität unsere weitere menschliche Entwicklung sabotieren, lohnt es sich, nach ihnen Ausschau zu halten und sich mit der Form der eigenen Blockaden vertraut zu machen. Erst wenn wir diese Hindernisse überwinden, können wir unserem Leben eine neue Ausrichtung, einen neuen Dreh geben in Richtung auf mehr mentale Gesundheit.

Weil Blockaden so bedeutsam für unsere seelische Gesundheit sind, haben Gilbert und sein Team Hindernisse und Ängste bei Mitgefühl über Jahre wissenschaftlich untersucht. Diese Blockaden können in allen drei Richtungen auftreten, in die Mitgefühl fließen kann.

ABBILDUNG 22 Die drei Richtungen, in die Mitgefühl fließt

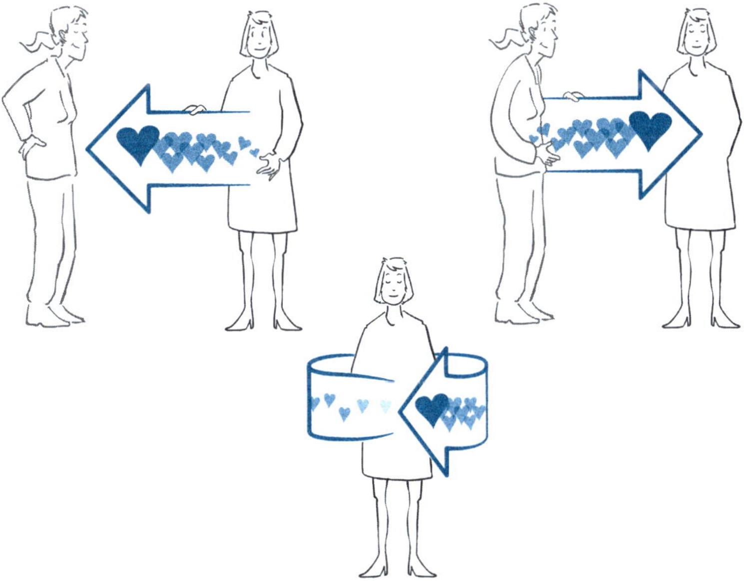

? In welche Richtung ist bei dir der Fluss von Mitgefühl am stärksten blockiert? Was fällt dir am schwersten: Mitgefühl von anderen anzunehmen? Dein Mitgefühl anderen anzubieten? Oder dir selbst mitfühlend zu begegnen?

Hindernissen achtsam begegnen

Da Blockaden nur selten offensichtlich sind und öfter im Verborgenen oder Dunklen wirken, müssen wir lernen, unser Bewusstsein für sie zu wecken und zu schärfen. Wir können sie wie Persönlichkeitsanteile betrachten und uns auf ähnliche Weise für sie interessieren, um sie besser kennenzulernen. Aus unserer Mitte heraus können wir freier entscheiden, wie viel Gewicht wir Hindernissen bei Mitgefühl in Zukunft geben wollen. Ob wir uns wirklich weiter vorschreiben lassen wollen, wie wir beispielsweise zu uns selbst stehen.

Meist ist es sehr berührend, wenn Menschen sich erstmals ihrer Blockaden und deren Wirkung bewusst werden. Oft sind es auch hier äußerst entwertende Gedanken oder drohende Stimmen, die meinen Patientinnen und Patienten zu schaffen machen. Doch auch wenn Kommentare des inneren Kritikers betont ruhig, überheblich oder spöttisch im Kopf klingen, verunsichern und verletzen sie sehr. Schauen wir uns im Folgenden an, mit welchen Hindernissen Sandra zu kämpfen hat.

SANDRAS BLOCKADEN

GEDANKEN »Du brauchst kein Mitgefühl«, »Das wird dich endgültig zerstören«, »Mitgefühl für Oski ist okay, aber sonst: Nein Danke!«

TONFALL herablassend, besserwisserisch, bedrohlich

GEFÜHLE an der Oberfläche: Wut, Ekel, Aversion und Widerwillen; tiefer verborgen: Schamgefühle

KÖRPER starke Unruhe im Oberkörper, Anspannung, stockende, flache und beschleunigte Atmung, erhöhte Herzfrequenz

VERHALTEN Rückzug, Verstummen, Selbstbeschämung, Dissoziation

ERINNERUNG Wenn andere freundlich zu mir sind, heißt das, ich werde verletzt; entweder kommen Menschen einem dann zu nahe oder sie lassen einen fallen

KONSEQUENZEN gefangen in Selbstablehnung und harter Selbstverurteilung; selbstverletzendes Verhalten, Rückzug, Einsamkeit verstärken sich gegenseitig

BLOCKIERTE FLUSSRICHTUNG von anderen zu mir; von mir zu Oskar ist okay ;-)

? Wie zeigen sich deine Hindernisse und Ängste bei Mitgefühl in Gedanken, Tonfall, Gefühlen, Körperempfindungen, Verhalten, Erinnerungen, Konsequenzen, blockierter Flussrichtung?

Scham, Beschämung und Verachtung

Hindernisse und Ängste bei Mitgefühl zeigen sich sehr gerne und auf besonders schmerzhafte Weise im Gewande von Scham, Beschämung und Verachtung. Diese können wie Mitgefühl in drei Richtungen fließen: von anderen zu uns, von uns zu anderen und von uns zu uns selbst.

Auch in Sandras und Alex' Leben spielten alle drei, also Scham, Beschämung und Verachtung, auf problematische Weise eine wesentliche Rolle. Rechne also besser damit, dass sie sich auch bei dir melden. Achte besonders darauf, wie sie versuchen, es dir schwer zu machen, dich selbst gerne zu haben.

Manchmal schreien uns Scham, Beschämung und Selbstverachtung nicht direkt in die Ohren und es braucht seine Zeit, sie zu entlarven. Eine Patientin von mir fand sie besonders beeindruckend und überzeugend, wenn sie sich dezent, süffisant und selbstgefällig zeigten und in ihrem Kopf Mitgefühl etwa so kommentierten: »Was, das soll dir weiterhelfen? So was brauchen wir nicht!«

Auch die körperliche Wirkung von Hindernissen und Ängsten ist zu beachten. Diese kann derart unangenehm sein, dass es keine Worte mehr im Kopf braucht, um an seinen Ängsten festzuhalten und ihnen im besten Glauben zu folgen.

Beschämung und Verachtung braucht mit Sicherheit niemand. Scham reguliert im Idealfall unser soziales Miteinander. Sie zeigt an, wo im sozialen Austausch mögliche Schmerzgrenzen liegen. Werden diese nicht respektiert, können Menschen verletzt werden.

Ich möchte nicht in einer schamlosen Gesellschaft leben. Aber oft erlebe ich Patienten, die sich zutiefst schämen, ohne anderen etwas angetan zu haben. Sie schämen sich schlicht dafür, wer und wie sie sind. Solche »problematische Scham« geht in der Regel einher mit anderen schwierigen Gefühlen wie z.B. Angst. Für sie gilt, was für alle Hindernisse bei Mitgefühl und schwierigen Gefühlen gilt: Wenn du dir ihrer bewusst wirst, kannst du sie besser lenken und regulieren.

Eine weitere gute Nachricht ist: Wann immer du auf Hindernisse bei dir stößt, bist du vermutlich dem Mitgefühl einen Schritt nähergekommen – sonst hätte sich ja keine Abwehr zeigen müssen.

Wenn du auf keine Hindernisse triffst, bist du nicht unterwegs.

Wenn wir uns von Belastendem berühren lassen und das alte Mittel des Rückzugs oder andere Formen von Härte uns nicht mehr zur Verfügung stehen, brauchen wir Mitgefühl als neues Mittel, um uns selbst zu schützen. Je gefestigter wir in unserem Mitgefühl sind, umso mehr schützt dieses uns selbst. Insbesondere die zweite Komponente, unser bestmögliches Engagement für andere und für uns selbst, hat auf Dauer eine beschützende Rückwirkung und löst angenehme Emotionen aus. Diese entwickeln sich allerdings erst über die Zeit. In Gegenwart von Bedrückendem ist nicht mit angenehmen Gefühlen zu rechnen. Eher mit Angst, die sagt: »Stopp, gehe da nicht weiter, verschwinde schnell!« Wir benötigen eine bewusste, klare und tief verankerte Haltung gegenüber solchen Ängsten, um nicht in alte und wenig heilsame Muster zurückzufallen und wieder hart zu werden. Wie wir eine solche Haltung stärken können, darum geht es in diesem letzten Abschnitt.

Eine neue Abmachung mit dir selbst

Erinnerst du dich an meine Einladung zu einer Abmachung mit dir selbst in Kapitel »Der Wirklichkeit in die Augen sehen«? Gerade im Zusammenhang mit unseren vielfältigen Ängsten und Blockaden bei Mitgefühl kannst du sie noch mal erneuern und präzisieren. Im Grunde dreht sich die Abmachung darum, dich in deinem Engagement für dich selbst von nichts mehr abhalten zu lassen, weder von deinem größten Widerwillen noch deinen größten Ängsten. Es geht darum, dir selbst mit Warmherzigkeit, Offenheit und Neugier zu begegnen, und zwar gerade dann, wenn dich etwas bedrückt und belastet.

Gerne lade ich dich deshalb zum Schluss des Buches wieder zu einer Abmachung mit dir selbst ein. Auch sie kann dich daran erinnern und dabei unterstützen, dich in deinem Leben in eine Richtung zu bewegen, die für dich bedeutungsvoll und heilsam ist. Wenn du mit dem Lesen dieses Buch schon so weit gekommen bist, denke ich, dass du dazu bereit bist.

Eine Abmachung mit dir selbst

Meine psychische Gesundheit bedeutet mir so viel, dass ich bereit bin, einen selbstbestimmten und achtsamen Umgang zu üben. Ich will lernen, mit mir selbst besser umzugehen, will mir selbst mit Warmherzigkeit, Offenheit und Neugier begegnen. Besonders wenn mich etwas bedrückt und belastet, will ich mich mir und meinen Empfindungen zuwenden und mich um mich selbst kümmern. Ich bin nicht mehr bereit, mich davon abhalten zu lassen, weder von meinem größten Widerwillen noch von meinen stärksten Ängsten ×

Das Wichtigste in Kürze

In diesem Kapitel geht es darum, Mitgefühl zu praktizieren. Nach einer Annäherung an die Eigenschaften und Fertigkeiten von Mitgefühl gibt es eine Auswahl von Übungen, um Selbstmitgefühl und Mitgefühl zu stimulieren, zu festigen und das mitfühlende Selbst zu stärken.

Mitgefühl haben wir definiert als das Sich*öffnen* und Berührenlassen von eigenem Leid und dem anderer, verbunden mit dem tiefen Wunsch, alles zu tun, um gegenwärtiges Leid zu lindern und zukünftiges zu verhindern. Anders ausgedrückt ist Mitgefühl eine Abmachung mit sich selbst, bestmöglich sich und anderen zu helfen und niemanden zu verletzen – dazu habe ich dich eingeladen.

Bei allen Übungen wird der Körper einbezogen. Ohne dass Mitgefühl im Körper spürbar wird, sich in ihm ausdrückt und durch ihn hindurch wirkt, bleibt Mitgefühl eine Angelegenheit des Kopfes. Das ist besser als nichts, jedoch nicht sehr heilsam und gewiss nicht alles, was Mitgefühl kann.

Der Körper wird über die Atmung, mitfühlende Gesten, Berührungen und Bewegungen angesprochen. Auch fragen wir bei allen Übungen nach der genauen körperlichen Reaktion auf sie – nach dem Echo des Körpers auf die Mitgefühlsübung. Eine der klassischen CFT-Übungen stammt aus der Schauspielerei. Dabei üben wir die Rolle einer tiefst mitfühlenden Person und begeben uns mit Haut und Haar, also mit dem ganzen Körper, in sie hinein, um mit ihr vertraut zu werden – genauso wie Schauspieler im Method-Acting in die Rolle ihres Charakters schlüpfen.

Um Mitgefühl entwickeln und fördern zu können, ist es wichtig, sich der Blockaden, Vorbehalte und Ängste gegenüber Mitgefühl klar zu werden. Wären wir nicht alle von solchen betroffen, würden wir in der friedlichsten, gerechtesten und menschlichsten Welt leben, die wir uns vorstellen können. Prominente Blockaden von Mitgefühl tragen das Gewand von Scham, Ängsten und Selbsthass. Wenn wir uns unseren Ängsten vor Mitgefühl bewusst sind, können wir diese steuern und Schritt für Schritt mehr Raum schaffen, damit sich das Mitgefühl entfalten kann. Mitgefühl kann dann anfangen, sich heilsam auf unsere Gesundheit auszuwirken, und schließlich dem Leben einen Dreh geben.

Letzte Zeilen

Abschiede fallen mir in der Regel nicht leicht. Passende Worte, um dieses Buch abzuschließen, wollen mir nicht so recht einfallen. Das Wesentliche ist gesagt, und bei Bedarf kannst du es hier immer wieder nachlesen. Jetzt geht es für dich darum, meine Sprache in deine eigene zu übersetzen. Und es geht darum, auszuprobieren, wie du das Gelesene am besten in deinen Alltag einbringen kannst. Deshalb werde ich nun schweigen und dir mehr Raum lassen – verbunden mit meinen besten Wünschen für deine weitere Entwicklung.

Ich will mich nicht drücken, wenn ich die letzten Zeilen gerne einem Dichter überlasse, er schreibt einfach, was ich fühle. Hier ist »Das Geschenk« für dich von Hafiz (Ladinsky 2011):

Unsere Verbindung sieht so aus:
Wenn du frierst,
hole ich dir eine Decke und packe
unsere zitternden Füße darin ein.
Wenn du hungrig wirst,
lauf ich hinaus in meinen Garten
und buddle Kartoffeln für dich aus.
Wenn dich nach Trost und Rat verlangt,
knie ich mich gleich an deine Seite
und reiche dir dies ganze Buch als ein Geschenk.
Wenn dich des Nachts Einsamkeit quält
und du arg weinst, dann sage ich:
Hier ist ein Band –
binde es um mich!
Hafiz
wird ein Leben lang
dein Gefährte sein.

Dank

Grundsätzlich bin ich dankbar für alles, was ich bisher über Menschen, Beziehungen, Verbundenheit und Mitgefühl herausfinden und entdecken konnte.

Herausragende Psychotherapie- und Meditationslehrer und Mentoren lebten mir beispielhaft viele Facetten von Mitgefühl konkret vor. Ich danke euch für die unvergesslichen Begegnungen und Momente der Verbundenheit, die mein Herz brauchte, um sich beruhigen zu können und sanfter zu werden.

Weiter richtet sich mein Dank an meine Freundinnen aus dem privaten Umfeld und Freunde aus der CFT- und ACT- Community. Mit ihnen allen und mit vielen weiteren Kollegen fühle ich mich teilweise seit Jahrzehnten verbunden – sie alle begleiten mich in meinem Leben, das so eintönig wäre ohne die immer wieder neuen Erfahrungen und den anregenden tiefgründigen Austausch.

Ohne die vielen Patientinnen und Patienten, die sich mir anvertraut haben, hätte ich nie lernen und begreifen können, was es heißt, Mitgefühl und Selbstmitgefühl im therapeutischen Raum zu stimulieren und weiterzugeben und dabei Wege zu finden, mit Blockaden und Ängsten umzugehen. Ich danke euch für euren Mut und eure Bereitschaft, euch in der Therapie zu öffnen.

In den letzten Jahren ist unter psychotherapeutischen und ärztlichen Kolleginnen und Kollegen das Interesse für (Selbst-)Mitgefühl in Therapien und der Behandlung von Menschen rasant angestiegen. Das spiegelt sich wider in den steigenden Anfragen für Vorträge, Workshops und Fortbildungen zur CFT und zur Rolle von Mitgefühl in der Psychotherapie, Psychiatrie und Medizin. Es ist ein wertvoller Teil meines Lebens geworden, im Austausch mit Fachleuten weiterzugeben, zu verfeinern und zu vertiefen, was ich entdecke und zusammentrage. Ich danke für diese Herausforderung und das gemeinsame Lernen und Verbreiten von Mitgefühl.

Andres, auch dir vielen Dank für die unkomplizierte, angenehme Zusammenarbeit, die berührenden Zeilen und die Bereicherung des Buches durch dein hammerstarkes Vorwort. Danke für deine coole Musik und deine geniale Sprache. Nicht viele haben so gut wie du verstanden, was Mitgefühl ist. Hey und Dank auch dem »Baby-Boy«, der dafür gesorgt hat, wer du heute bist! Ich danke Rafaela Spitzli und Markus Ganz für die Realisation des Vorwortes.

Ohne die immer wieder neuen und überraschenden Erfahrungen mit den Menschen, mit denen ich mein Leben am allerliebsten verbringe – meinen beiden offenherzigen, beeindruckenden und lieben Töchtern Aliyah und Amani und dir, Urs –, würde mein Mitgefühl einseitig und oberflächlich bleiben. Ich danke euch für eure Geduld mit mir, besonders wenn ich euch nicht genau zuhöre, aus Unachtsamkeit nicht mitbekomme, was euch genau beschäftigt, oder wenn ich solche Bücher schreibe und dabei zwischendurch meine Nerven und mein Mitgefühl verliere.

Karin Koch und dem Balance Verlag danke ich für die Idee zu diesem Buch, das Vertrauen und die angenehme und nicht wegzudenkende Unterstützung und Begleitung während des ganzen Buchprojekts. So ein Buch schreiben zu dürfen ist eine einmalige und unglaublich lehrreiche Erfahrung.

Liebe Leserin und lieber Leser, ohne dich wäre diese Arbeit jedoch vergeudete Zeit gewesen. Ich danke dir für dein Interesse, deine Aufmerksamkeit und die Zeit, die du der Lektüre widmest – möge sie dich berühren, ermutigen und deinem Leben den richtigen Dreh geben!

Referenzen

DAVIDSON, R. (2018): Training compassion »muscle« may boost brain's resilience to others' suffering. University of Wisconsin-Madison. https://www.sciencedaily.com/releases/2018/05/180522170049.htm (21.07.2020).

ENGEN, H. G.; SINGER, T. (2015): Affect and Motivation Are Critical in Constructive Meditation. Trends in Cognitive Sciences, 20 (3). DOI: 10.1016/j.tics.2015.11.004.

FELDMAN, C.; KUYKEN, W. (2011): Compassion in the landscape of suffering. Contemporary Buddhism 12 (1), 143–155. DOI: 10.1080/14639947.2011.564831.

GERMER, C.; NEFF, K. (2019) Teaching the Mindful Self-Compassion Program. A Guide for Professionals. Guilford Publications.

GILBERT, P.; CHODEN (2013): Mindful compassion. London: Robinson

GILBERT, P.; MCEWAN, K.; CATARINO, F.; BAIAO, R. (2014): Fears of Negative Emotions in Relation to Fears of Happiness, Compassion, Alexithymia and Psychopathology in a Depressed Population: A Preliminary Study. Journal of Depression and Anxiety, S2(004). https://www.researchgate.net/publication/269408252_Fears_of_Negative_Emotions_in_Relation_to_Fears_of_Happiness_Compassion_Alexithymia_and_Psychopathology_in_a_Depressed_Population_A_Preliminary_Study (20.07.2020).

HANSON, R. (2013): Hardwiring Happiness. The New Science of Contentment, Calm, and Confidence. Harmony Books: New York.

IRONS, C. (2019): The Compassionate Mind Approach to Difficult Emotions Using Compassion Focused Therapy. Robinson: London.

PORGES, S.; DANA, D. (2018): Clinical Application of the Polyvagal Theory: The Emergence of Polyvagal-Informed Therapies. WW Norton & Co: New York.

TANNER, M. (2015): Compassion Focused Therapy: Mitgefühl im Fokus. Ernst Reinhardt Verlag: München.

WHO – WORLD HEALTH ORGANIZATION (2001): World health report. https://www.who.int/whr/2001/media_centre/press_release/en/ (20.07.2020).

XU, M.; PURDON, C.; SELI, P.; SMILEK, D. (2017): Mindfulness and mind wandering: The protective effects of brief meditation in anxious individuals. Consciousness and Cognition, 51:157–165. https://www.researchgate.net/publication/315790389_Mindfulness_and_mind_wandering_The_protective_effects_of_brief_meditation_in_anxious_individuals (21.07.2020).

Anregungen zum Hören, Lesen und Üben

Hören

STRESS (ANDRES ANDREKSON) (2019): Sincèrement. Audio-Album. www.stressmusic.com

Lesen

BRACH, T. (2020): Dein furchtloses Herz: Mit der RAIN-Methode schwierige Emotionen heilen. O.W. Barth: München.

GERMER, C. (2015): Der achtsame Weg zum Selbstmitgefühl: Wie man sich von destruktiven Gedanken und Gefühlen befreit. Arbor: Freiburg.

GILBERT, P.; CHODEN (2014): Achtsames Mitgefühl. Ein kraftvoller Weg, das Leben zu verwandeln. Arbor: Freiburg.

KNUF, A. (2016): Sei nicht so hart zu dir selbst: Selbstmitgefühl in guten und in miesen Zeiten. Kösel: München.

KOLTS, R. (2014): Schließe Freundschaft mit deiner Wut: Wie Achtsamkeit und Mitgefühl dabei helfen können, besser mit Ärger und Wut umzugehen. Arbor: Freiburg.

LADINSKY, D. (2011): Hafiz: Mein Herz im Spiegel deiner Augen. Theseus: Bielefeld.

LAUVENG, A. (2010): Morgen bin ich ein Löwe. btb: München.

NEFF, K. (2012): Selbstmitgefühl. Kailash: München.

TEISMANN, T. (2018): Grübeln: Wie Denkschleifen entstehen und wie man sie löst. 3. Auflage. BALANCE buch+medien: Köln.

WILSON, K. G. (2011): Und wenn alles ganz furchtbar schiefgeht? Lernen, mit Ängsten umzugehen. Junfermann: Paderborn.

Üben

HANSON, R.; MENDIUS, R. (2010): Meditationen, um das Gehirn zu verändern. Wie wir unsere Nervenbahnen neu verdrahten. Audio-CD. Windpferd: Aitrang.

KORNFIELD, J. (2005): Meditationen für Anfänger: 6 geführte Meditationen für Einsicht, innere Klarheit und Mitempfinden. Buch mit Audio-CD. Arkana: München.

MANNSCHATZ, M. (2015): Meditation: Mehr Klarheit und innere Ruhe. Buch mit Audio-CD. Gräfe & Unzer (GU): München.